Denken gefährdet Ihre Gesundheit

oder: die Heilungszone

von Katrin Klink

Hinweis: Dieses Buch ersetzt keine Therapie. In diesem Buch geht es darum, wie massiv unsere Gedanken, Emotionen und Beziehungen Faktoren sind, die unsere Gesundheit beeinflussen, und wie wir dies täglich auf positive Weise für uns nutzen lernen können. Sich in die Heilungszone zu begeben, ist eine wunderbare Grundlage für jegliche Art von Therapie und der Beitrag, den jeder Einzelne zu seiner Gesundheit leisten kann. Die hier beschriebenen Techniken ersetzen nicht die Faktoren, die wissenschaftlich anerkannt zu mehr Gesundheit beitragen wie z. B. eine gesunde Ernährung, ausreichend Bewegung, Sonnenlicht und frische Luft, Vermeidung schädlicher Substanzen (Zigaretten, Alkohol, Drogen) etc., aber auch: Glück, Liebe, Kreativität, Begeisterung, Neugier, Freiheit oder auch einfach Freude auch an den vielen kleinen, wunderschönen Dingen, die uns umgeben.

Verlegt von Katrin Klink I Florastr. 60 I D-50733 Köln

www.die-heilungszone.de

über die CreateSpace Open Publishing Platform, Charleston I www.createpsace.com

ISBN-13: 978-1530486236

ISBN-10: 1530486238

Inhalt

Vorwort

Stellen Sie sich für einen Augenblick vor, unsere Erde wäre nicht der Mittelpunkt des Universums, sondern ein kleiner, wenn auch wunderschöner und einzigartiger blauer Planet, der eine von vielen Millionen Sonnen umkreist.

Stellen Sie sich vor, Krankheiten würden nicht durch Miasma und üble Dünste verursacht, sondern durch winzige, mit dem bloßen Auge nicht erkennbare Lebewesen; und Hygiene könnten Millionen von Menschenleben retten.

Stellen Sie sich vor, 70% aller Krankheiten wären vermeidbar; und jeder Mensch hätte eine 'Bedienungsanleitung', wie er Superkräfte mobilisieren und seine Gene innerhalb von wenigen Sekunden von Krankheit auf Gesundheit umprogrammieren kann. Diese Bedienungsanleitung halten Sie gerade in Ihrer Hand. Und sie kann Ihnen zeigen, wie Sie viele kostbare, gesunde und glückliche Lebensjahre dazugewinnen können.

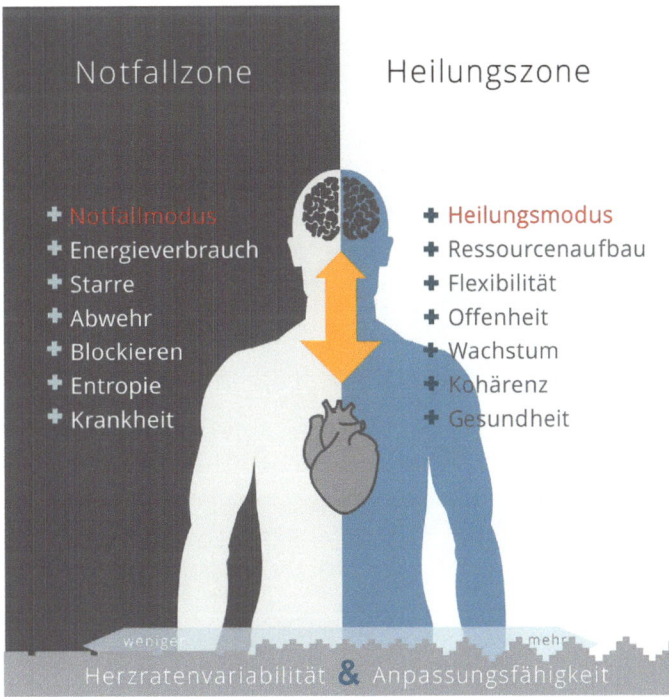

1. Denken ist das neue Rauchen

Wir schreiben das Jahr 1957. Mr. Wright ist in einem sehr weit fortgeschrittenen Stadium an Lymphdrüsenkrebs erkrankt; die Tumore, die er im Nacken und unter den Achseln hat, sind so groß wie Orangen. Mr. Wright gelingt es, ein neues Medikament in der Testphase zu erhalten, auch wenn er an der offiziellen Studie nicht teilnehmen kann, da seine Lebenserwartung von den Ärzten als viel zu gering eingeschätzt wird. Nach Einnahme des Medikaments beginnen die Tumore, sich zurückzubilden; nach wenigen Tagen sind sie völlig verschwunden und Mr. Wright wird als geheilt nach Hause entlassen.

Monate später berichtet eine Zeitung, das Medikament habe sich als unwirksam herausgestellt. Als Mr. Wright das liest, kehren seine Tumore sofort wieder zurück. Sein Arzt, der davon überzeugt war, dass Mr. Wright nicht durch das Medikament, sondern seinen Glaube an dessen Wirkung geheilt wurde, erzählt ihm, die Veröffentlichung habe von einer falsch produzierten und deshalb wirkungslosen Charge des Medikaments gehandelt; er könne Mr. Wright aber die neue, doppelt so wirksame Version des Medikaments besorgen. Der Arzt spritzt stattdessen eine Kochsalzlösung; die Tumore verschwinden trotzdem wieder und Mr. Wright wird erneut gesund nach Hause entlassen. Monate später liest er den Bericht einer Arzneimittelkommission, die endgültig erklärt, dass das Medikament unwirksam sei. Zwei Tage später ist Mr. Wright tot[1].

Diese Geschichte ist gut dokumentiert und kein Einzelfall. Heute weiß man, wie der Mechanismus funktioniert, der Krankheiten durch Gedanken heilen oder wieder ausbrechen lassen kann: In jedem Augenblick unseres Lebens reagieren unsere Gene auf das, was wir denken und fühlen. Unsere Gedanken programmieren buchstäblich unsere Gene um, und zwar *abhängig davon, ob wir für unsere Gene ein positives oder negatives Umfeld schaffen.* Solange Mr. Wright glaubte, er habe ein hochwirksames Medikament erhalten, waren seine Gene auf Gesundheit programmiert. Verlor er den Glauben daran, erzeugte er wieder ein Umfeld, das den Krebs triggerte; als Folge wuchsen die Tumore abermals. Da das zu einfach klingt, um wahr sein und eine Lösung für ein globales Problem liefern zu können (denn wir

---

[1] Nach: Joe Dispenza: Du bist das Placebo. KOHA Verlag, 2014, S. 46

sprechen nicht 'nur' von Krebs, sondern von so gut wie jeder Krankheit), lassen Sie uns näher betrachten, wie diese Genprogrammierung funktioniert.

Die Gene sind Abschnitte auf der DNS, den strickleiterförmigen Gebilden im Inneren unseres Zellkerns. Die DNS, die Trägerin unserer Erbinformationen, liefert die Baupläne für die Proteinproduktion in unseren Zellen. Fast alles in unserem Körper besteht aus Proteinen, d. h. Eiweißmolekülen, nicht nur Knochen und Muskeln, sondern auch Gewebe, Organe, Hormone oder Immunzellen uvm. Der DNS-Bauplan wird daher ständig für Produktion (Zellerneuerung, Immunkörperchen etc.), Betrieb (Enzyme, Hormone, Muskeltätigkeit etc.) und Instandhaltung (Zellreparatur und Regeneration) unseres Körpers benötigt. Darum sind die Gene so entscheidend für fast alles, was in unserem Körper geschieht.

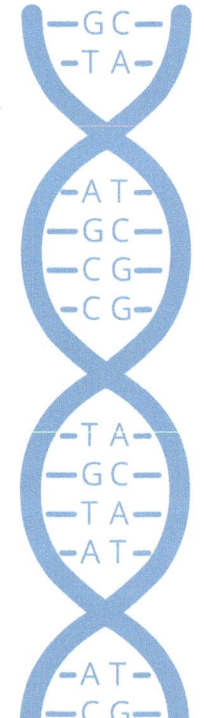

Die DNS ist das bekannte strickleiterförmige Gebilde, das in codierter Form unsere Erbinformationen enthält. Einfacher ausgedrückt: Die DNS beinhaltet den Bauplan für jedes produzierbare Protein, das unser Köper irgendwann einmal benötigt. Einzelne Gene sind entsprechende Abschnitte auf der DNS, d. h. aus dem Gesamtbauplan. Sobald ein neues Protein benötigt wird, wird die meterlange DNS im Zellkern entrollt, der zuständige Genabschnitt gesucht und der darauf befindliche Teil des Gesamtbauplans abgelesen. Wäre z. B. die gesamte DNS der Bauplan für ein riesiges Klinikgebäude, dann müsste man, um eine einzelne Tür zu ersetzen, nur den entsprechenden Abschnitt auf dem Bauplan (das Gen) heraussuchen und an die Produktionsabteilung weiterleiten.
Zumindest dachte man lange, dass es so einfach wäre.

Vor einigen Jahren wurde weltweit am *Human Genome Project* geforscht, bei dem Wissenschaftler das menschliche Genom, also die Gesamtheit aller Gene, entschlüsseln wollten. Man war davon ausgegangen, dass auf unserem DNS-Bauplan für jedes Protein, aus dem unser Körper besteht, ein Gen die Produktionsvorlage liefern würde. Die Ergebnisse des Human Genome Projects waren mehr als überraschend und revolutionierten alles, was bisher über die menschliche Biologie, die Funktionsweise unseres Körpers und die Entstehung von Krankheiten vorausgesetzt worden war. Denn es stellte sich heraus, dass wir weit weniger Gene haben als angenommen, etwa so viele wie Mais. Weizen besitzt siebenmal so viele Gene wie der Mensch. Die Gene allein lieferten also keine Antwort darauf, warum der Mensch erheblich komplexer ist als ein etwa millimetergroßer Wurm, Caenorhabditis elegans, der fast genauso viele Gene hat wie wir.

Es entwickelte sich schnell ein neuer Wissenschaftszweig, die Epigenetik. Sie ist die Wissenschaft, die erforscht, wie die Gene funktionieren und was sie steuert. Denn es die

Wissenschaftler fanden heraus, dass die Genfunktion keineswegs so determiniert, d. h. festgeschrieben war, wie man angenommen hatte. Baupläne, d. h. die Gene, sind nämlich der passive Teil. Es sind die epigenetischen Vorgänge, die den aktiven Part übernehmen. Und damit – und das war die revolutionäre Erkenntnis – ist nicht mehr durch den Bauplan unserer Gene von Geburt an festgelegt, was mit uns geschieht. Die epigenetischen Faktoren entscheiden darüber, *wie* die Gene für die Proteinproduktion abgelesen werden. Und hier kam die nächste große Überraschung: Ein Gen kann bis zu mehrere Tausend verschiedene Proteine produzieren lassen. Es gibt also nicht einen Bauplan pro Gen, sondern 2000 und mehr Baupläne. Welcher davon jeweils abgelesen wird, ist abhängig von epigenetischen Faktoren. Stellen Sie sich das Ganze wie einen riesigen Lego-Baukasten vor. Aus diesen Legosteinchen kann man Raumschiffe, Burgen oder Unterwasserlandschaften bauen, je nachdem, welche Bauanleitung man als Grundlage verwendet. Die Proteine entsprechen den Legosteinen, die Gesamtheit aller Bauanleitungen unserer DNS – und die Entscheidung, nach welchem Bauplan die Steinchen zusammengesetzt werden, treffen epigenetische Umprogrammierungen unserer Gene. Welches Gen wie abgelesen wird, kann für uns lebenswichtig sein. Mr. Wright hat die extremen Varianten gezeigt: gesund oder sterbenskrank. Dazwischen sind viele verschiedene Varianten möglich, und es sind unsere Lebensumstände, die darüber entscheiden, wie die epigenetische Umprogrammierung der Gene erfolgt.

Die Forscher sprachen zunächst von 'Genschaltern', als man festgestellt hatte, dass epigenetische Einflüsse dazu führen, dass nicht nur einzelne Gene, sondern ganze Genabschnitte an- oder abgeschaltet werden können. In jeder unserer Zellen haben wir Genabschnitte, die verhindern sollen, dass Krebs entsteht; werden diese ausgeschaltet, fehlt dieser Sicherungsmechanismus. Ebenso enthält unser genetischer Code auch Informationen, die Krebsentstehung begünstigen. Werden diese Abschnitte angeschaltet, wächst das Risiko, dass eine Zelle entartet.

Inzwischen weiß man, dass die Angelegenheit noch viel komplexer ist. Tatsächlich können Gene an- oder abgeschaltet werden, aber das Ganze funktioniert eher wie ein Dimmer als wie ein An-/Aus-Schalter. Man spricht deshalb von "Genexpression", denn Gene können sich auf viele verschiedene Weisen, "ausdrücken". Neben "an" und "aus" gibt es eine große Anzahl verschiedener Stärken der Expression, stärker oder schwächer, eben vergleichbar mit einem Dimmer, der Licht heller oder dunkler regulieren kann.

Mittlerweile geht man davon aus, dass die Krebsentstehung ein mehrstufiger Prozess ist, der sich oft über Jahre hinzieht. Dasselbe gilt übrigens auch für die meisten anderen Krankheiten. Nur ca. 5 Prozent aller Krankheiten sind genetisch bedingt. Das bedeutet: *95 Prozent aller Krankheiten entwickeln sich im Laufe unseres Lebens, und dazu tragen wir mit unserer gesamten Lebensweise in jedem Augenblick unseres Lebens bei.* Denn es sind die epigenetischen Einflussfaktoren, die als Signale bei unseren Genen eintreffen und diese auf "Krankheit" oder "Gesundheit" programmieren. Viele kleine Auslöser steuern dabei die "Dimmung" der Genaktivität. Deshalb ist es ist kein Zufall oder Schicksal, wenn wir krank werden: Krankheit ist die direkte Folge dessen, wie wir leben. Und das betrifft, wie die Epigenetik gezeigt hat, auch unerwartete Lebensaspekte. Dass Rauchen, Bewegungsmangel, falsche Ernährung, Giftstoffe und Stress mit der Entstehung zahlreicher Krankheiten zusammenhängen, ist vielfach bewiesen worden. Überraschend war jedoch, dass auch "weiche Faktoren" wie unsere Gedanken und Gefühle, der Bildungsgrad oder Familienstand einen direkten Einfluss auf unsere Gene haben, und damit auf unsere Gesundheit und unsere Lebenserwartung. Die nachfolgende Liste[2] nennt nur einige von vielen Beispielen. Rauchen beispielsweise verändert die Aktivität von 300 Genen.

	Frauen/ Lebensjahre	Männer/ Lebensjahre
Raucher	-22	-18,2
Diabetes mellitus	-20,8	-21,4
Bluthochdruck	-12,4	-7,4
Alkoholmissbrauch	-23,1	-16,2
Arbeitslosigkeit	-12,6	-14,3
Geringer Bildungsgrad	-9,1	-7,2
Scheidung	-9,8	-9,3

Statistiken haben die Eigenschaft so auszusehen, als hätten sie mit uns persönlich nicht viel zu tun. Was hier steht, sind jedoch keine nackten Zahlen. 1993 wurde im Weltentwicklungsbericht (World Development Report) der Weltbank ein Begriff eingeführt, der *YLL* genannt wurde für "Years of life lost": Es geht hier ganz konkret um *verlorene Jahre unseres Lebens*. Jahre, in denen wir leben, lieben, reisen, genießen, Projekte umsetzen und Gutes bewirken könnten.

Rauchen

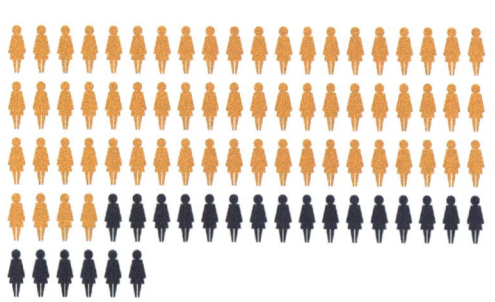 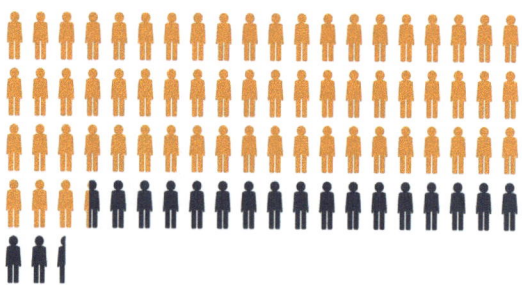

Frauen: durchschnittliche Lebenserwartung: 86 Jahre
Rauchen kostet 22 Lebensjahre.

Männer: durchschnittliche Lebenserwartung: 82,5 Jahre
Rauchen kostet 18,2 Lebensjahre.

---

[2] nach Peter Spork: Der zweite Code: EPIGENETIK oder Wie wir unser Erbgut steuern können; Rowohlt Taschenbuch Verlag, 2010

Die Grafik auf der vorigen Seite oben zeigt YLL an einem Beispiel: Rauchen. Die Gesamtzahl der Figuren entspricht der durchschnittlichen Lebenserwartung, die dunklen Figuren den YLL-Faktor, d. h. den Anteil an möglichen Lebensjahren, den man als Raucher/in statistisch verliert. Jede Zigarette erhöht den YLL-Faktor; Frauen verlieren laut Statistik durch Rauchen 22 Lebensjahre, d. h. bei einer Lebenserwartung von ca. 85 Jahren *mehr als ein Viertel ihres Lebens*. Bei Männern sind es bei einer Lebenserwartung in ca. 82,5 Jahren immerhin fast genauso viel, nämlich 18,2 Jahre. Dies gilt auch für die anderen epigenetischen Faktoren, die in der Tabelle genannt werden. Die Grafik darunter zeigt noch einmal die einzelnen Faktoren, die sich in der Praxis zudem noch addieren: Bei Menschen, die zu viel trinken, rauchen, Bluthochdruck haben und sich gerade scheiden lassen oder im Begriff sind, ihren Job zu verlieren, liegt die Zahl der "verlorenen Jahre des Lebens" entsprechend höher.[3]

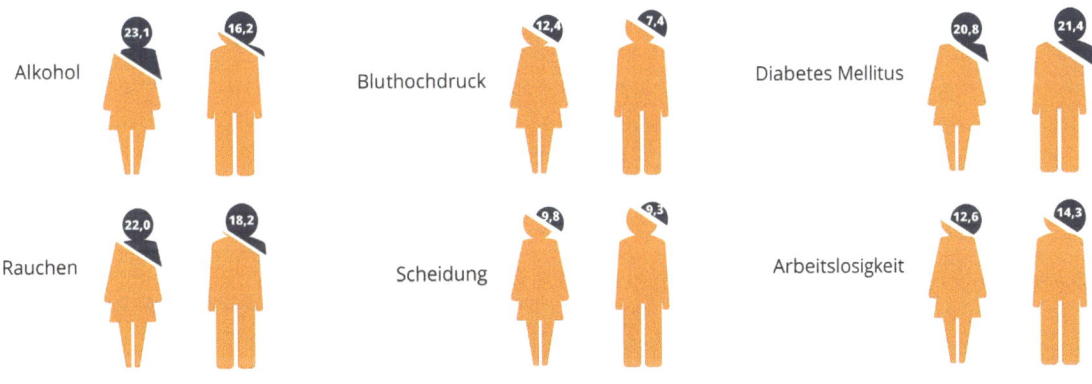

Fast alle diese Faktoren können wir direkt oder indirekt mit beeinflussen, wie z. B. Ernährung oder Alkoholkonsum. Wenn wir Faktoren begegnen, die wir nicht kontrollieren können, wenn man z. B. trotz aller Bemühungen den Arbeitsplatz verliert, kann man trotzdem einen ganz entscheidenden Faktor beeinflussen: die eigene Einstellung. Aus epigenetischer Perspektive können die falschen Gedanken und Entscheidungen uns tatsächlich unsere Gesundheit und viele unersetzliche Lebensjahre kosten. Denken ist also tatsächlich "das neue Rauchen" und ein entscheidender YLL-Faktor – wenn wir nicht lernen, es bewusst und positiv für uns und unsere Gesundheit einzusetzen.

---

[3] Die Zahlen addieren sich nicht linear, d. h. man kann die einzelnen statistischen Werte nicht einfach zusammenzählen, aber der individuelle YLL-Faktor ergibt sich aus den einzelnen Risikofaktoren.

2. (R)Evolution auf Zellebene

Verschiedene Studien mit Ratten und Mäusen haben gezeigt, dass die ersten Lebenstage neugeborener Nagetiere einen entscheidenden Einfluss auf die Stressanfälligkeit der Tiere hatten, und das für den Rest ihres Lebens. In verschiedenen Versuchsanordnungen wurden die Mäuse- und Rattenbabys von den Müttern getrennt, oder es wurde auf andere Weise die Zeit eingeschränkt, in denen sie mütterliche Zuwendung erhalten konnten. Die Ergebnisse waren immer dieselben: Je mehr Nähe und körperliche Zuwendung die Babys in den Tagen nach ihrer Geburt hatten, desto stressresistenter waren und blieben sie. Ratten- und Mäusebabys dagegen, die wenig mütterliche Fürsorge erlebt hatten, reagierten schon auf kleine Reize mit einer sehr hohen Ausschüttung an Stresshormonen. Sie verbringen dann ihr gesamtes Leben im Angst- oder Notfallmodus.

Die Ursache fanden die Forscher auf Zellebene, genauer gesagt auf der Zellmembran. Jede unserer Zellen ist so aufgebaut, dass Zellkern und Zellinneres mit einer Zellmembran, d. h. einer Art Zellwand, umgeben ist. Bruce Lipton hat in seinem Buch "Intelligente Zellen"[4] sehr anschaulich beschrieben, dass nicht der Zellkern, sondern die Zellmembran das eigentliche "Gehirn" der Zelle ist. Sie ist es nämlich, die mit ihrer Umgebung interagiert, Informationen empfängt und weiterleitet. Auf der Zellmembran sitzen Tausende von Rezeptoren, die man sich wie Sensoren vorstellen kann. So, wie Bewegungssensoren oder Lichtschranken auf bestimmte Auslöser reagieren, gibt es Rezeptoren für eine nahezu unendliche Anzahl an Reizen, die auf eine Zelle treffen können. Das können Botenstoffe sein, wie Hormone oder Neurotransmitter, chemische Stoffe, die wir einatmen oder über die Nahrung aufnehmen, aber auch nichtmaterielle Signale wie Frequenzen oder Schwingungen, beispielsweise Klänge, Vibrationen oder Elektrosmog.

---

[4] Bruce Lipton: Intelligente Zellen: Wie Erfahrungen unsere Gene steuern; KOHA Verlag, 2006

Unsere Zellen sind eingebunden in ein sehr komplexes Informationsnetz aus all diesen Reizen, die ständig auf der Zellmembran eintreffen. Auch das ist überlebenswichtig, um uns vor möglichen Gefahren zu warnen. Auf Zellebene wiederholt sich dasselbe wie wir es täglich mit unseren fünf Sinnen[5] erfahren; auch Augen, Ohren, Nase und Haut sind Sensoren. Wenn wir Rauch riechen, schauen wir instinktiv nach, ob es brennt, Geräusche können Gefahren ankündigen, und die Hitzerezeptoren unserer Haut geben uns Rückmeldung, wenn wir der heißen Herdplatte zu nahe kommen. Nach demselben Prinzip reagieren die Rezeptoren auf unseren Zellmembranen: Sie "scannen" die Umgebung nach möglichen Gefahren und allgemein starken Reizen ab, auf welche die Zelle reagieren müsste. Rezeptoren reagieren auf ganz unterschiedliche Signale, und auch auf unterschiedliche Intensitäten. Das war bei den Mäuse- und Rattenbabys geschehen: Die Rezeptoren für Stresshormone waren bei den gut versorgten Babys deutlich weniger empfindlich eingestellt als bei den Babys, die von ihren Müttern getrennt worden waren. Der Reiz muss bei ihnen stärker sein, bevor sie die Information zur Umprogrammierung der Gene und Anpassung der Proteinproduktion weiterleiten. Das macht Sinn, denn Rattenbabys, die gut versorgt werden, sind generell besser vor Gefahren geschützter als Babys, um die sich niemand kümmert.

Interessanterweise ist dieser Mechanismus von Natur aus so vorgesehen, dass wir mit sehr empfindlich eingestellten Stressrezeptoren geboren werden; denn für Menschenbabys gilt dasselbe, nur dass wir über einen längeren Zeitraum hinweg umsorgt werden müssen. Mütterliche Fürsorge und Liebe, anders ausgedrückt: die Erfahrung, geschützt und gut versorgt zu werden, reduziert die Stressempfindlichkeit der Rezeptoren auf der Zellmembran. Auch hier wird wie bei einem Dimmer die Intensität heruntergefahren. Derselbe Reiz, der bei "unterversorgten" Nagetieren Stressreaktionen auslöst, triggert die Rezeptoren der liebevoll behandelten Nager nicht. Das erklärt auch, warum manche Menschen mit einem "dicken Fell" und andere ganz "dünnhäutig" durchs Leben gehen. So sorgt das Finetuning auf unserer Zellmembran dafür, dass wir nach der Geburt optimal auf unsere Umgebung eingestellt werden. Gut umsorgte, Babys sind stressunempfindlicher, was Ressourcen schont. Auch das ist, wie wir sehen werden, ein Überlebensfaktor.

Die Geschichte endet natürlich nicht an der Zellmembran. Wenn ein Signal an einem Rezeptor eintrifft und die Reizschwelle hoch genug ist, um dort eine Reaktion auszulösen, dann wird die Information ins Zellinnere weitergegeben und von dort in den Zellkern an die DNS weitergeleitet, um in Form epigenetischer Genregulation auf den Reiz zu reagieren. Je nach eintreffendem Signal werden die benötigten Proteine produziert, die wiederum unsere Körperfunktionen steuern. Dies *ist nicht optional, dies geschieht bei jedem Reiz, der so stark ist, dass er die Zellrezeptoren triggert*: Signale werden in Genprogrammierung und Genexpression

---

[5] Die Neurowissenschaft geht von mindestens 6 Sinnen aus: Sehen, Hören, Riechen, Schmecken, Fühlen - und dem Gleichgewichtssinn.

umgesetzt und steuern unseren Organismus (und entscheiden damit auch über Krankheit und Gesundheit).

Theoretisch ist das ein ungeheurer evolutionärer Vorteil, denn dieser aufwändige Mechanismus ermöglicht es unserem gesamten Organismus, sich ständig auf sich verändernde Lebensbedingungen einzustellen: In Gefahrensituationen können durch diesen Mechanismus andere Proteine produziert und Körperreaktionen ausgelöst werden als in ruhigen Zeiten.

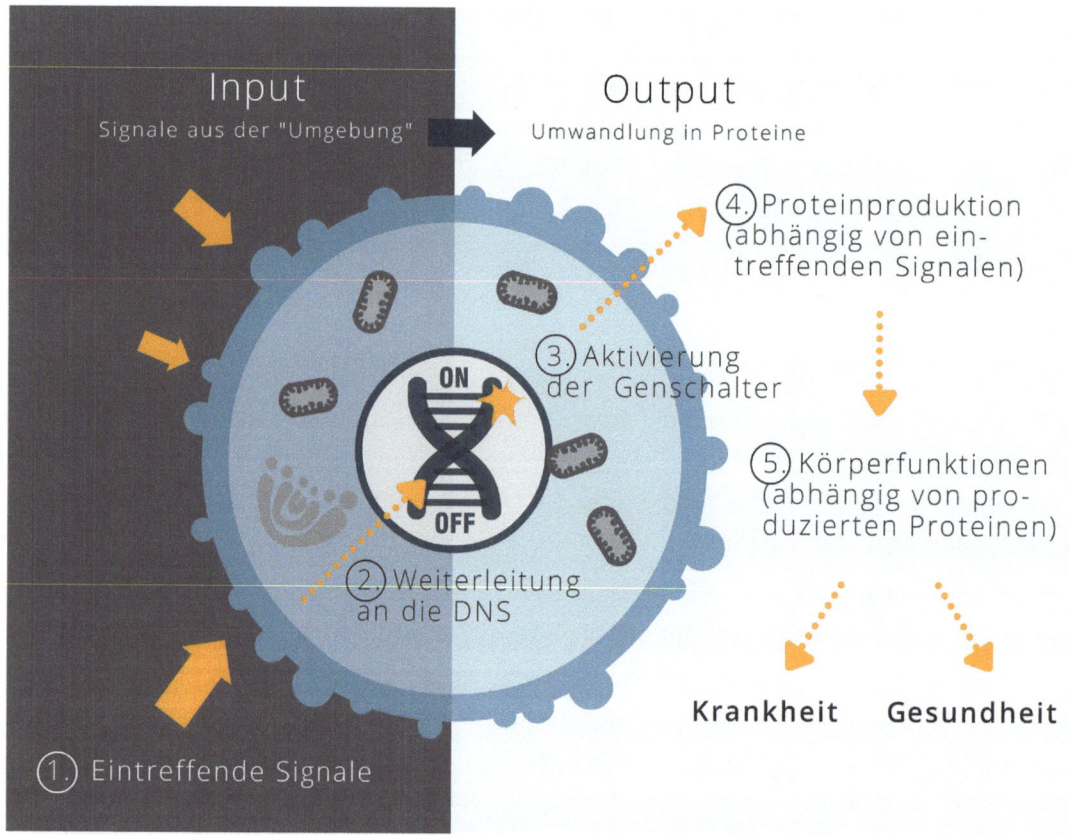

Je komplexer ein Organismus ist, desto mehr unterschiedlichen Reizen ist er ausgesetzt. Ein Grashalm, der seine gesamte Lebensspanne an einem Ort verbringt, muss sich deutlich weniger anpassen können als ein Mensch, der z. B. in ein Flugzeug steigt und innerhalb weniger Stunden einer anderen Zeitzone, einem anderen Klima und anderen Lebensbedingungen ausgesetzt ist. Je sensibler unser Organismus auf Veränderungen reagieren kann, desto besser kann er sich anpassen, und desto größer sind seine Überlebenschancen: Evolution bedeutet Anpassung. Die revolutionäre Erkenntnis, welche die Epigenetik uns beschert hat ist, dass wir in jeder unserer Zellen mit den epigenetischen Mechanismen ein ungeheuer differenziertes Instrumentarium besitzen, um uns Überlebensvorteile zu verschaffen. Theoretisch zumindest, denn wenn wir die Liste epigenetischer Auswirkungen auf die YLL/ Jahre verlorenen Lebens oben betrachten, senken ja sämtliche genannten

Faktoren unsere Lebenserwartung. Das bedeutet nicht, dass der Mechanismus an sich nicht funktioniert. Wir nutzen ihn nur nicht richtig, und im Blindflug bzw. Automatikmodus richtet er sich gegen uns. Denn er reagiert unmittelbar auf unsere Lebensumstände, die uns schaden statt nutzen und uns krank machen statt gesund. Stress z. B., von dem das nächste Kapitel handeln wird, ist lediglich als Kurzzeitnotfallmaßnahme geplant. Wir leben jedoch heute in einer Welt, in der es als völlig normal gibt, ständig unter Stress zu stehen. Dafür sind die epigenetischen Mechanismen ebenso wenig ausgerichtet wie unser gesamter Organismus.

Krankheiten entstehen über Jahre hinweg und auf Zellebene. Krebs, Diabetes oder Herzkrankheiten etc. treten nicht zufällig und plötzlich auf, sondern sind hausgemacht: Nicht umsonst werden sie auch als "Zivilisationskrankheiten" bezeichnet. Aber es ist nicht die Zivilisation, die uns krank macht, sondern es sind die Lebensumstände, die wir uns zu einem großen Teil selbst erschaffen; und zwar in jedem Augenblick unseres Lebens. Und es sind nicht ein paar grobe Fehler, die wir gelegentlich machen, sondern *die Summe der vielen kleinen Dinge*, von denen wir eigentlich wissen, dass sie uns nicht gut tun. Viele Studien haben zweifelsfrei bewiesen, dass es immer dieselben, "üblichen Verdächtigen" sind, die der Entstehung von Krankheiten wie Diabetes, Herz-Kreislauferkrankungen, Alzheimer oder Krebs entgegenwirken können: gesunde Ernährung, genügend Bewegung, frische Luft, Sonnenlicht, ausreichend Schlaf, kein Missbrauch von "Genussmitteln" wie Zigaretten, Alkohol etc. Sie alle tragen ständig zur Feinjustierung unserer Genexpression bei. Je länger wir ungesunde Lebensweisen an den Tag legen, desto mehr werden die "Genschalter gedimmt", und irgendwann werden als Ergebnis dieser vielen kleinen, sich aufaddierenden Einflüsse entscheidende Genabschnitte ein- oder ausgeschaltet: Die Krankheit manifestiert sich in unserem Körper. Das ist vergleichbar mit Giftstoffen, die sich über Jahre hinweg in unserem Organismus anreichern, bis dieser die Belastung nicht mehr kompensieren kann. Das "Dimmen" der Genschalter funktioniert auf ähnliche Weise.

Epigenetiker gehen davon aus, dass sich unser Genom, also die Gesamtheit unserer Gene, in jedem Augenblick unseres Lebens verändert – was bedeutet, dass das Genom versucht, sich ständig anzupassen. Wir geben nur oft Signale, welche die Genschalter in Richtung Krankheit, nicht in Richtung Gesundheit bewegen. Und es sind nicht vereinzelte Gene, die gelegentlich einmal reagieren. Gene können in Sekundenschnelle durch Reize/ Signale aus der Umgebung (wie z. B. negative Gedanken und Emotionen) umprogrammiert werden; das gilt auch für so genannte "Regulatorgene" (*immediate early genes/ IEGs*), die lediglich ca. drei Sekunden benötigen, um eine maximale Genexpression zu erreichen.[6] IEGs wiederum steuern die Expression Hunderter anderer Gene; reagiert also ein IEG auf einen Reiz, reagieren all diese Gene mit, und damit wird auch auf einen Schlag die von ihnen gesteuerte Produktion Tausender Eiweißmoleküle umprogrammiert.

---

[6] Dawson Church, in: Dr. Joe Dispenza: Du bist das Placebo. KOHA Verlag, 2014, S. 9

Und das betrifft nicht "nur" uns selbst; wir geben nicht nur die genetische Erbinformation, sondern auch unsere epigenetischen Genprogrammierungen an unsere Nachkommen weiter. In einer Studie der Washington State University, bei der schwangere Ratten mit Pestiziden in Kontakt gebracht wurden, traten bei deren männliche Nachkommen in mindestens zwei Genen epigenetische Veränderungen auf, die zu einer erhöhten Unfruchtbarkeit führten. Noch vier Rattengenerationen später waren dieselben Veränderungen nachweisbar, obwohl diese Rattennachkommen nie direkt dem Pestizid ausgesetzt worden waren.[7] Bei Menschen ist das nicht anders. Holland erlebte im letzten Kriegjahr des zweiten Weltkriegs einen schlimmen Hungerwinter, der wie alle massiven Umwelteinflüsse zu epigenetischen Veränderungen bei den Betroffenen geführt hat. Als Folge sind bei noch mindestens zwei Generationen nicht hungernder Nachkommen eine höhere Krankheitsanfälligkeit und weitere Beschwerden gefunden worden. Epigenetiker sagen, dass wir noch nicht absehen können, über wie viele Generationen wir epigenetische Programmierungen an unsere Kinder und Kindeskinder weitergeben, da die Forschungen noch nicht lange genug durchgeführt werden.

Der Mechanismus der epigenetische Gensteuerung hat jedoch eigentlich, wie gesagt, den Sinn, uns zu schützen. Wir können deshalb dieselben Mechanismen auch auf positive Weise für uns einsetzen und die epigentischen Evolutionsanpassungen auf Zellebene dazu nutzen, unsere Gene statt auf Krankheit auf Gesundheit zu programmieren.

---

[7] Skinner, M. K., Haque, C. G.-B., Nilsson, E., Bhandari, R. & McCarrey, J. R. PLoS ONE 8, e66318 (2013).

3. Die Notfallzone

Vor einigen Jahren war ich auf einer Forschungsreise in Pakistan, um das Hunzatal aufzusuchen, das als "Tal der Hundertjährigen" bekannt geworden war. Ganz oben im Norden Pakistans nahe der chinesischen Grenze gelegen, war das Hunzatal Jahrhunderte lang kaum für Fremde zugänglich. Die Pässe zu diesem Hochgebirgstal, von einigen der höchsten Bergen der Welt umgeben, waren nur wenige Wochen im Jahr schneefrei und passierbar. Die seltenen Besucher des Hunzatals berichteten immer wieder, dass die Bewohner dort 120, 130 Jahre alt wurden und sich dabei bester Gesundheit erfreuten.

Man bestätigte mir dort, dass die Hunza tatsächlich bis vor ca. 40 Jahren so alt geworden seien. Wir fuhren gerade bei Minusgraden in fast 3000 Meter Höhe auf einem alten Teil der Seidenstraße entlang, hatten massive Erdrutsche und Steinschläge überstanden und waren wegen Überschwemmungen riesige Umwege gefahren. Ich hatte eine kleine Vorstellung davon bekommen, wie unwirtlich und gefährlich das Leben der Hunza schon immer gewesen sein muss. Ich fragte, wie alt die Menschen im Hunzatal heutzutage würden?

"Etwa achtzig Jahre alt".

"Und was hat sich verändert? Worauf führt Ihr zurück, dass die Menschen bei Euch jetzt viel früher sterben?"

"Auf Stress."

Die Lebenserwartung der Hunza ist also durch Stress *innerhalb von 40 Jahren um 40 Jahre zurückgegangen*.

Auch unsere Lebenserwartung wird durch Stress maßgeblich beeinflusst. Die Weltgesundheitsorganisation WHO hat Stress zur "Gesundheitsgefahr des 21 Jahrhunderts" erklärt. Die WHO führt 70% aller Erkrankungen ursächlich auf Stress zurück, manche Wissenschaftler gehen sogar von 90 bis 95 Prozent aller Krankheiten aus. Klinischen Studien zufolge gehen 50 bis 75 Prozent aller Arztbesuche hauptsächlich auf Stress zurück.[8]

Stress taucht offiziell in der Liste der Haupttodesursachen nicht auf, die von der WHO jedes Jahr erstellt wird (auch hier versteckt sich natürlich YLL hinter den Zahlen: Jahre verlorenen

---

[8] Nach: David Servan-Schreiber: Die Neue Medizin der Emotionen. Stress, Angst, Depression– Gesund werden ohne Medikamente. Goldmann Verlag, 2006, S. 15

Lebens). Herzkreislauferkrankungen und Krebs führen diese Liste seit vielen Jahren an[9], Diabetes z. B. holt auf. *Stress trägt aber signifikant zur Entstehung all dieser Erkrankungen bei, ist also ein zugrunde liegender versteckter Faktor der Krankheitsentstehung.*

Nackte Zahlen klingen immer so, als hätten sie nichts mit uns zu tun. Lassen Sie es mich deshalb anders formulieren: Ca. 70 bis 95 Prozent aller Krankheiten entstehen, weil wir mehr Stress haben, als unser Organismus verkraften kann. *70 bis 95 Prozent aller Krankheiten könnten vermeidbar sein*, wenn wir lernen würden, besser mit Stress umzugehen (oder ihn weitgehend zu vermeiden). Ein guter Grund, genauer anzuschauen, was Stress mit unserem Körper macht.

Die Stressantwort unseres Körpers ist ein Überlebensmechanismus. Er sollte uns ursprünglich einen evolutionären Vorteil verschaffen, hat sich aber aufgrund unserer Lebensumstände gegen uns gewandt.
Stress ist die "Lightvariante" des Kampf-oder-Flucht-Mechanismus'. Dieser sorgt dafür, dass wir im Notfall bestmöglich für Kampf oder Flucht aufgestellt sind. Wird der "Notfallmodus" ausgelöst, werden alle Prozesse in unserem Organismus auf maximale Effektivität ausgerichtet. Einerseits bedeutet das, alle Systeme, die wir für Angriff oder Flucht benötigen, hochzufahren: Der Herzschlag und die Atemfrequenz werden erhöht, der Blutdruck steigt an, Blut wird in die Extremitäten gepumpt, damit wir besser kämpfen oder schneller wegrennen können. Andererseits werden jedoch alle Systeme, die Energie benötigen würden, aber nicht unmittelbar zum Überlebenskampf beitragen, heruntergefahren. Dazu gehören das Immun- und das Verdauungssystem. Der Organismus hat nur noch ein Ziel: Überleben, und alle Ressourcen werden hierfür zur Verfügung gestellt.
Dieser Notfallmodus ist äußerst effektiv, da er Höchstleistungen aus dem Organismus herausholt. Das ist der Zustand, in dem Menschen scheinbar Unmögliches vollbringen, wie z. B. alleine einen Laster hochstemmen, um jemanden zu befreien, der darunter eingeklemmt ist. Allerdings ist der Notfallmodus eigentlich auf *kurzzeitige* Leistungserbringung ausgelegt: Sobald die Gefahr vorbei ist, sollte der Organismus wieder in den Normalmodus zurückkehren, sich regenerieren und neue Ressourcen aufbauen. Stress bedeutet eine Art abgeschwächten Dauernotfallmodus, der ernste Konsequenzen für uns hat, nämlich zu 70 bis 95 Prozent aller entstehenden Krankheiten beizutragen.

Einfach kann man sich das Prinzip des Hin- und Herschaltens anhand von zwei scheinbaren Gegenspielern vorstellen, die eng mit dem Notfallmodus verbunden sind: dem Sympathikus und dem Parasympathikus. An ihnen ist ablesbar, wie das "Stress-System" in unserem Organismus funktioniert. Der Sympathikus wird oft mit einem Gaspedal verglichen. Sobald unser Stresslevel ansteigt, wird der Sympathikus aktiviert, unser Organismus gibt also Gas.

---

[9] in westlichen "Erste-Welt"-Ländern; in ärmeren Ländern sind es oft Infektionskrankheiten. Die hier verwendeten Zahlen beziehen sich auf unsere Lebensumstände.

Solange man das Gaspedal durchdrückt, kommt man schnell voran (es geht ja um Kampf oder Flucht und dabei immer um Schnelligkeit), aber der Spritverbrauch und Verschleiß ist dabei wesentlich höher. Geht man vom Gaspedal runter oder bremst – was auf körperlicher Ebene einer Aktivierung des Parasympathikus entspräche – sinkt der Spritverbrauch wieder. Für längere Strecken oder einen sinnvollen Einsatz der vorhandenen Ressourcen ist dauerhaftes Gasgeben nicht sinnvoll. Genau das geschieht aber in unserem Organismus, wenn Stress (und damit der Notfallmodus) zum Dauerzustand wird. Die Leistung kann dann zwar noch eine ganze Weile aufrechterhalten werden, aber der Preis ist auf Dauer hoch.

Überleben hat die höchste Priorität, was den Einsatz der Ressourcen unseres Organismus angeht, und Stress meldet Gehirn und Körper ständig zurück: Alarmzustand, wir befinden uns in der "Notfallzone", wir brauchen weiterhin alle Ressourcen, um den Notfallmodus aufrechtzuerhalten. Aber die Folgen wiegen schwer: Das Immunsystem bleibt heruntergefahren, da die Ressourcen anderswo dringender benötigt werden. Das führt zur erhöhten Infektanfälligkeit, die jeder aus stressigen Zeiten kennt. Auch das Verdauungssystem bleibt weitgehend heruntergefahren. Chronische Verdauungsprobleme hängen meist sehr eng mit dem Stresslevel der Betroffenen zusammen. Auch Zellregeneration und Reparaturprozesse sind (und bleiben) auf ein Minimum reduziert. Kurzfristig sind diese Mechanismen äußerst sinnvoll, langfristig sind sie die die Grundlage für die Entstehung zahlreicher Krankheiten. Zudem ist das Ganze ein sich selbst verstärkender Prozess: Während überproportional viel Ressourcen verbraucht werden, ist im Notfallmodus auch noch die Energieaufnahme gedrosselt. Schnelle, kurze Atemzüge führen dem Körper weniger Sauerstoff zu (der in den Zellen in Energie umgewandelt werden könnte); und die zweite Energiequelle, unsere Nahrung, liefert durch das heruntergefahrene Verdauungssystem auch kaum neue Ressourcen. Mit der Zeit wird es so für den Organismus immer schwerer, die normalen Lebensfunktionen aufrechtzuerhalten.

Ursprünglich war der Notfallmodus durch die äußeren Umstände quasi automatisch begrenzt. Kampf oder Verteidigung haben ebenso ein natürliches Ende wie eine Flucht, denn irgendwann ist der Auslöser wieder weg (und im Idealfall hat man die Situation überlebt.) Das angreifende Raubtier ist verschwunden oder erlegt, aber es sitzt einem nicht wie der übelgelaunte Chef oder die mobbenden Kollegen jeden Tag aufs Neue für acht Stunden am Arbeitsplatz gegenüber. Hier gibt es kein Entkommen und keine kurzfristige Lösung: Die Stressauslöser bleiben bestehen, das Stresslevel ist weiterhin hoch und der Notfallmodus aktiviert. Das bedeutet: Der Organismus ist dauerhaft auf Ressourcenverbrauch statt auf Regeneration eingestellt. Wir bleiben in der Notfallzone, und das permanent.

Es gibt zwei weitere Faktoren, die einen bedeutenden Unterschied machen. Der Notfallmodus, also die Kampf-oder-Flucht-Reaktion, ist auf eine körperliche Betätigung ausgerichtet. Körperliche Aktivität baut Stresshormone ab; sowohl Kampf als auch Flucht führen deshalb dazu, dass sich der Stresshormonspiegel im Körper quasi von selbst wieder normalisiert. Der Organismus erhält dadurch die Information, dass wieder auf Normalmodus umgeschaltet werden kann und die im Notfallmodus heruntergefahrenen Systeme wieder aktiviert werden können. Und noch etwas geschieht: Sind Kampf oder Flucht vorbei, setzt Freude, Erleichterung oder Dankbarkeit ein. Auch diese lösen elementare Prozesse in unserem Organismus aus. Messungen der Herzratenvariabilität (HRV) haben gezeigt, dass Gefühle wie Dankbarkeit und Freude (aber auch Liebe) Körperprozesse synchronisieren bzw. harmonisieren und den Parasympathikus aktivieren. Sobald die Gefahr vorbei ist, sollte der Organismus also eigentlich automatisch Signale empfangen, um auf Entspannung und Regeneration umzuschalten und so wieder die Gelegenheit zu erhalten, Ressourcen aufzubauen. Diese Signale bleiben bei der heutigen Form von Stressbelastung aus. Sowohl die körperliche Reaktion, die Stresshormone abbauen würde, als auch die Phase der Erleichterung und Dankbarkeit finden nicht statt. Damit fehlen wichtige Signale für unseren Organismus, die Notfallzone wieder zu verlassen. Wir bleiben im Notfallmodus stecken, der Sympathikus ist permanent aktiviert, wir fahren also weiter mit durchgedrücktem Gaspedal.

Unserem Organismus steht jedoch nur eine begrenzte Menge an Energie zur Verfügung. Wir kennen das aus jedem Hollywood-Katastrophenfilm: Wird eine kleine Gruppe von Menschen/ eine Person im Packeis/ auf einer einsamen Insel/ einem fernen Planeten von Umwelt und Nachschub isoliert, werden als Erstes die Ressourcen wie Nahrung, Wasser und Brennstoff rationiert. Dauert die Situation länger an, entbrennt ein Kampf um die Ressourcen. Genau dasselbe spielt sich auch in unserem Organismus ab. Der Notfallmodus löst automatische Reaktionen im gesamten Körper aus. Immunsystem und Verdauungssystem sowie Regenerationsvorgänge herunterzufahren ist das *Programm zur Ressourcenschonung*. Wenn das Stresslevel jedoch nicht sinkt und kein Signal zur Rückkehr in den Normalmodus erfolgt, werden auf Dauer weitere Sparprogramme zugeschaltet. Solange auch dafür genügend Ressourcen mobilisiert werden können, kann der Organismus alle notwendigen Aufgaben zumindest einigermaßen erfüllen. Hält im Notfallmodus der Energieverbrauch weiter an, ohne dass die Ressourcen wieder aufgefüllt werden, beginnt es zu Ausfällen zu kommen. Im Film ist das die Szene, in der das Feuer/ die Taschenlampe erlischt und das Essen/ die Wasservorräte ausgehen. Im Film sterben nun die ersten Nebendarsteller, im Organismus brechen die ersten Systeme zusammen, und Krankheiten beginnen sich zu manifestieren.

Solange unser Organismus über ausreichend Energie verfügt, wird versucht, ein gesundes, dynamisches (d. h. flexibles) Gleichgewicht aufrechtzuerhalten; man spricht hier auch von "Homöostase". Unser Körper benötigt bestimmte Bedingungen, um zu funktionieren und gesund zu bleiben; die Homöostase versucht, diese Bedingungen in Balance zu halten. Beispiele sind u. a. die Körpertemperatur oder der pH-Wert, die gewisse Grenzwerte nicht über- oder unterschreiten sollten. Auch Regenerationsprozesse sind in unserem Organismus ständig notwendig: Zellen müssen repariert oder ersetzt werden, Eiweißmoleküle produziert und Botenstoffe, Stoffwechselenzyme und Immunzellen hergestellt werden. Um auch hier ein einfaches Bild zu verwenden: Ein Haus muss immer wieder gereinigt und repariert werden, um bewohnbar zu bleiben. Vernachlässigt man die notwendigen Arbeiten, verfällt es. Auch ein Körper, der nicht mehr über ausreichend Energie verfügt, um die Homöostase bzw. sein inneres Gleichgewicht aufrechtzuerhalten, verfällt zunehmend. Stress verbraucht überproportional viel Energie und vergrößert das Chaos ("Entropie") innerhalb unseres Organismus. Dies hat zur Folge, dass sich die Alterungsprozesse beschleunigen und sich das biologische Alter des Betreffenden erhöht. Zahlreiche Studien haben diesen Zusammenhang bestätigt, z. B. in der Telomeraseforschung.

Auf Zellebene führt lange andauernder Stress bzw. der damit verbundene Ressourcenmangel zu einem weiteren Effekt, der unsere Homöostase und Gesundheit beeinträchtigt. Steven Cole, Professor am Cousins Center for Psychoneuroimmunology der UCLA und andere haben die Auswirkungen von Dauerstress auf die Produktion weißer und roter Blutkörperchen untersucht; bislang ist das lediglich in Mäuseversuchen nachgewiesen, aber es gibt ausreichend Hinweise darauf, dass sich die Mechanismen im menschlichen Körper auf ganz ähnliche Weise abspielen.

Das Knochenmark produziert – sowohl bei Menschen wie bei Tieren – täglich Milliarden an roten Blutkörperchen sowie an weißen Blutkörperchen, die Teil unseres Immunsystems sind. Bei andauerndem Stress kommt es zu einer Verstärkung entzündlicher Prozesse in unserem Körper; normalerweise sind Entzündungen eine Immunantwort des Organismus, um z. B. Bakterien oder Viren zu bekämpfen. Man könnte daher sagen, (psychischer) Stress wirkt auf unseren Körper wie ein Angriff von außen. Die gestressten Nager im Versuch an der UCLA hatten viermal so viele Immunkörperchen im Blut wie ungestresste Tiere. Zusätzlich waren mehr als 3000 Gene in ihrer Expression verändert; d. h. der Stress bzw. Notfallmodus hatte massive epigenetische Veränderungen ausgelöst. Mehr als 1000 Gene in den Immunzellen waren auf eine Weise hochreguliert, die mit gesteigerter Entzündung in Zusammenhang steht. Wenn eine starke Entzündung vorliegt, die weder eine schützende noch heilende Funktion hat, lässt diese das Risiko für Herz-Kreislauferkrankungen, Diabetes und Übergewicht steigen.[10] Dies ist ein ganz konkretes Beispiel dafür, wie stressige Gedanken sich unmittelbar körperlich auswirken. Man spricht auch vom *mind-over-matter-Effekt*: Gedanken bzw. Geist sind in der Lage, Materie zu verändern.

Das Center, an dem diese Studie durchgeführt wird, arbeitet in einem relativ neuen Forschungsgebiet, der Psychoneuroimmunologie. Dabei wird das enge Zusammenspiel von Psyche, Nervensystem und Immunsystem untersucht. Wissenschaftlich ist längst geklärt, dass diese drei Faktoren so unmittelbar miteinander verbunden sind, dass man sie nicht unabhängig voneinander betrachten kann. Und offensichtlich besteht auch eine ebenso enge Verbindung zwischen Körper, Psyche und Genen. Starke psychische Belastungen

---

[10] Effects of Chronic Stress Can be Traced to Your Genes, veröffentlicht am 5. 11. 2013 in "Research and Innovation Communications" der Ohio State University (researchnews.osu.edu)

(Stress) verändern, wie diese und andere Studien gezeigt haben, unmittelbar die Funktion des Nervensystems (der Sympathikus wird aktiviert), des Immunsystems (es wird heruntergefahren), des Hormonsystems (Stresshormone werden ausgeschüttet) und der Gene (die Genexpression wird verändert und dadurch andere Proteine produziert – z. B. eben auch solche, welche die verstärkten Entzündungsprozesse hervorrufen).

Untersuchungen des Ohio State Medical Center ergaben, dass Stress die Funktion von mehr als 170 Genen deutlich verändert. 100 davon werden komplett abgeschaltet, darunter auch einige, die für die Wundheilung zuständig sind. Entsprechend länger dauert die Wundheilung bei Patienten, die unter Stress stehen, nämlich 40 Prozent, d. h. *fast doppelt so lange*. Die Forscher deuten die Studienergebnisse so, dass Stress die Genfunktion dahingehend verändert, dass Entzündungen, Funktionsbeeinträchtigungen und Zelltod gefördert werden[11].

Wenn der Stress noch länger andauert, reichen irgendwann auch die rationierten Ressourcen nicht mehr aus, um alle wichtigen Ressourcen aufrechtzuerhalten. In unserem Film säße unser kleines Häuflein Protagonisten nun frierend im Dunkeln, und die Lebensmittelvorräte wären zur Neige gegangen. Der Film hätte kein Happy End, wenn nicht Hilfe auftauchen würde, wahlweise ein Rettungstrupp, ein sich zufällig in der Nähe befindendes Raumschiff oder ein Superheld. Auf körperliche Ebene hat der Superheld einen Namen: Parasympathikus. Er kann uns innerhalb von wenigen Sekunden aus der Notfallzone in die Heilungszone bringen.

---

[11] S. Roy, S. Khanna, P. Yeh, C. Rink, W. B. Malarkey, J. Kiecolt-Glaser, B. Laskowski, R. Glaser und C. K. Sen: Wound Site Neutrophil Transcriptome in Response to Psychological Stress in Young Men, veröffentlicht in: Gene Expression, Vol. 12

4. Der mind-over-matter-Effekt

Jill Bolte Taylor arbeitete als Neuroanatomin und erforschte, wie das Gehirn funktioniert, als sie im Alter von 37 Jahren einen Schlaganfall erlitt. Sie wurde gerade noch rechtzeitig operiert, musste aber in den folgenden Jahren Sprechen, Gehen, Lesen etc. neu trainieren. Sie beschreibt in ihrem Buch[12], wie sie sich auch ihre Identität wieder neu antrainieren musste, da viele Erinnerungen und "viel Ego" mit dem Schlaganfall verlorengegangen waren. Dabei machte sie die Feststellung, wie unangenehm sich negative Gefühle anfühlen und beschloss, diese nicht wieder in ihr Leben zu lassen, auch wenn solche Gefühle (wie bei uns allen) früher Teil ihrer Persönlichkeit gewesen waren.

Jill Bolte Taylor beschreibt, dass Emotionen nach ca. 90 Sekunden wieder aus unserem Körper verschwunden sind, wenn wir sie nicht wieder neu aktivieren.

Stress machen wir uns buchstäblich selbst, auch wenn wir ihm unserem Empfinden nach ja ausgeliefert zu sein scheinen. Stressoren kommen von außen, das ist richtig: Termindruck, Existenzängste, ein schwieriger Chef oder Probleme mit Familie oder Freunden sind Stress*auslöser*. Die Stress*reaktion* findet jedoch in unserem Inneren statt. Wie wir bereits gesehen haben, ist Stress eine Art Lightvariante des Kampf-oder-Flucht-Reflexes. Dieser Teil findet automatisch statt, wir können ihn jedoch mit neuen Emotionen "füttern" oder versuchen, schnellstmöglich wieder auf andere Gedanken umzuschalten, um so aus dem Notfallmodus in den Normalzustand zurückzukehren. Und das können wir tatsächlich bewusst beeinflussen.

Emotionen entsprechen auf körperlicher Ebene einem Hormoncocktail. Bei Stress werden andere Hormone ausgeschüttet als in Momenten des Glücks. Hormonausschüttungen sind jedoch immer mit Feedbackschleifen verbunden: Unser Gehirn überwacht den Hormonstatus und aktiviert einen Antagonisten (Gegenspieler), um kurzfristig wieder zu einem hormonellen Gleichgewicht zurückzukehren. Auch das ist Teil der Homöostasevorgänge in unserem Organismus.

---

[12] Jill Bolte Taylor: Mit einem Schlag; Knaur MensSana, 2010

Da Hormonsystem, Immunsystem und Nervensystem eng miteinander verbunden sind, reagieren sie quasi gleichzeitig. Eine Aktivierung des Sympathikus geht mit einer deutlich erhöhten Ausschüttung von Stresshormonen einher, die wir aber eben selbst auslösen und produzieren. Würden wir weniger stark auf den Auslöser (Stressor) reagieren oder auf weniger Stressoren, wäre unser Stresslevel entsprechend geringer. So wie das Hormonsystem aus Gegenspielern besteht, die sich wieder ins Gleichgewicht bringen können, hat auch der Sympathikus einen Gegenpart, den Parasympathikus. Nur bilden genau genommen beide eine Einheit; wie eine Waage mit zwei Waagschalen reagieren beide aufeinander: Steigt einer der beiden an, sinkt der andere und umgekehrt. Das Ziel unseres Organismus ist immer die Homöostase, also ein gesundes, flexibles Gleichgewicht, das im Ressourcen schonenden Modus operiert und schnell auf neue Reize reagieren kann. Dafür ist das Zusammenspiel zwischen Sympathikus und Parasympathikus elementar wichtig.

Stress bringt uns sofort aus der Ruhe, d. h. aus dem inneren Gleichgewicht. Wie das den Ressourcenverbrauch erhöht und Auswirkungen bis auf die (epi)genetische Ebene hat, haben wir bereits gelesen. Auch, dass Gedanken offensichtlich an diesem Geschehen beteiligt sind und Einfluss auf unsere Körperfunktionen haben. Ich wollte nun wissen, wie schnell und wie deutlich sich das abspielt. Deshalb habe ich einen wissenschaftlichen Parameter gesucht, der diese Vorgänge belegbar darstellen kann. Nachfolgend sehen Sie einen Test, für den ich die Auswirkungen von Gedanken und Gefühlen auf die HRV (Herzratenvariabilität bzw. Herzfrequenzvariabilität) untersucht habe. Unser Herz schlägt nicht völlig regelmäßig. Ebenso wie das Hormonsystem oder unsere Gene passt es sich den ständig veränderten Umgebungsbedingungen an. Stress verringert die Herzratenvariabilität (es wird uns "eng ums Herz"), Freude, Liebe und andere positive Emotionen, aber auch ein gesunder Lebensstil, vergrößern die Herzratenvariabilität ("das Herz geht uns auf"). Aus einem HRV-Scan kann man verlässlich das Stresslevel, den allgemeinen Gesundheitszustand, die Reaktions- bzw. Regulationsfähigkeit und viele andere Parameter ablesen. Daher eignet sich die Herzratenvariabilität gut als Basis, um festzustellen, was Gedanken und Emotionen auf körperlicher Ebene bewirken.

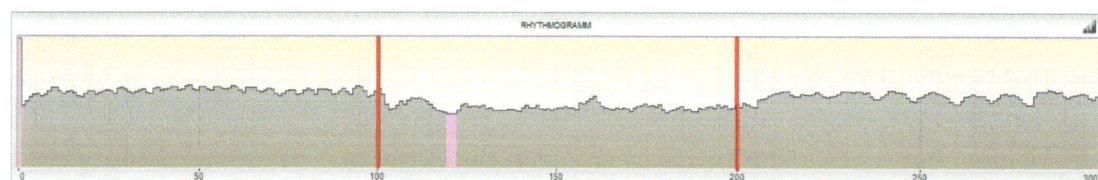

Die Abbildung oben zeigt ein *mind-over-matter*-Experiment: Wie sehr können unsere Gedanken und Gefühle unsere Körperfunktionen verändern? Ausgangsbasis ist ein HRV-Scan[13], also die Aufzeichnung der Herzratenvariabilität eines Probanden. Normalerweise werden für diese Art der HRV-Messung 300 Herzschläge aufgezeichnet und ausgewertet. Für

---

[13] Durchgeführt mit Nilas MV. HRV-Messungen werden in der klassischen Medizin u. a. für Prävention und Diagnose von Herz-Kreislauf-Erkrankungen und zur Therapiekontrolle eingesetzt.

unser Experiment habe ich den HRV-Scan umfunktioniert. Die HRV-Messung in der Abbildung oben ist in drei Phasen unterteilt, die durch die zwei roten Striche gekennzeichnet sind. Der Proband wurde aufgefordert, die ersten 100 Herzschläge im Normalzustand zu verbringen, auf ein Signal hin sollte er dann möglichst negative Gedanken und Emotionen in sich hervorrufen (mittlerer Bereich der Abbildung) und nach einem weiteren Signal (durch die zweite rote Linie gekennzeichnet) mit möglichst positiven Gedanken und Emotionen in Resonanz gehen. *Anders ausgedrückt bildet der HRV-Scan oben den Bereich ab, in dem sich unsere Gefühle normaleweise bewegen.*

Wie wir sehen können, verändert sich die Herzratenvariabilität in Echtzeit, d. h. unser Herzschlag, aber auch die damit verbundenen Körperfunktionen (auf die wir gleich noch zu sprechen kommen werden) reagieren sofort auf das, was der Proband gedacht hat – und auf die damit verbundenen Emotionen. Im ersten Segment links, dem Normalzustand, sehen wir eine relativ normale Herzratenvariabilität. Das Energielevel ist ziemlich gut, d. h. die Kurven setzen relativ hoch auf der Vertikalen ein und es ist eine Rhythmik zu erkennen, die in der HRV-Literatur positiv gewertet wird. Nach der ersten roten Linie, d. h. dem Signal für negative Gedanken und Emotionen, verändert sich das Bild deutlich. Vielleicht müssen wir hier etwas genauer differenzieren: Die Herzratenvariabilität reagiert primär auf die *Emotionen*, diese wurden jedoch durch die Gedanken hervorgerufen. D. h., *Gedanken waren die Auslöser* für die sichtbar veränderten Werte. Mit einer minimalen Verzögerung, also tatsächlich quasi in Echtzeit, sehen wir, wie das Energielevel sinkt. Ein einheitlicher Rhythmus ist nicht mehr zu erkennen, die Kurve geht wild und unregelmäßig auf und ab. Man kann sehen, wie der Organismus außer Balance geraten ist und "kämpft"; denn er befindet sich jetzt im voll ausgebildeten Kampf-oder-Flucht-Modus. Die rosafarbene Zone zeigt Messwerte an, die so weit außerhalb der Norm liegen, dass die Software sie nicht mehr auswerten kann; dies könnte im Ernstfall auf Herzrhythmusstörungen hinweisen. Dass das Herz einem vor Schreck "stehen bleiben" kann, hat also durchaus eine physiologische Grundlage.

Ebenfalls quasi in Echtzeit verändert sich die Herzratenvariabilität nach dem zweiten Signal. Das Energielevel erreicht wieder den Ausgangszustand, liegt sogar leicht darüber. Man sieht, wie der Organismus einige Herzschläge braucht, um wieder zu seinem Rhythmus zurückzufinden. Dieser ist dann aber ruhiger, entspannter und kraftvoller, was sich in einer größeren Breite und Höhe der Zacken ausdrückt. Positive Emotionen können also negative Gefühle nicht nur sofort ausgleichen (das wären die Freude und Dankbarkeit, die normalerweise den Kampf-oder-Flucht-Modus beenden würden), sondern bringen unseren Organismus tatsächlich in einen anderen, besseren Zustand als vorher. Ich nenne das die *"Heilungszone"*.

Lassen Sie uns die Herzratenvariabilität und das, was Stress in unserem Organismus anrichtet, anhand eines konkreten Klienten genauer anschauen. Sie zeigt das Zusammenspiel zwischen Sympathikus und Parasympathikus, und damit mehr von unserem potentiellen Superhelden. Im nachfolgenden Beispiel sehen Sie einen Vorher-Nachher-Vergleich. Zwischen den beiden Messungen liegen ca. eineinhalb Stunden und *keine Therapie*, sondern lediglich ein Coaching-Gespräch, in dem wir ein paar Stressoren sowie Möglichkeiten, anders damit umzugehen, betrachtet haben, sowie eine Entspannungsübung. Es sind also "nur" die veränderten Gedanken, Perspektiven und Einstellungen, die sich im Vorher-Nachher-Vergleich auf die in der HRV-Auswertung betrachteten Körperfunktionen auswirken.

Die Klientin in diesem Beispiel ist 39 Jahre alt und hatte gerade von ihrem Arzt die Diagnose erhalten, dass sie kurz vor einem Burnout stünde; sie selbst empfand das ähnlich. Anhand der HRV-Werte des Erstscans gingen wir erst einmal durch, in welcher Verfassung sie wirklich war (besser als vermutet) und überlegten anschießend neue Optionen und Einstellungen, mit der sie den Anforderungen in Job und Privatleben begegnen könnte. Die Auswertung des zweiten Scans lieferten ihr durch die signifikante Verbesserung der Werte eine deutliche Motivation zur Umsetzung der neuen Ansätze sowie mit dem erlernten Entspannungstraining die Möglichkeit, den Parasympathikus als Geheimwaffe einzusetzen – präventiv, aber auch ganz gezielt in Belastungssituationen.

1. Rhythmik und Variabilität

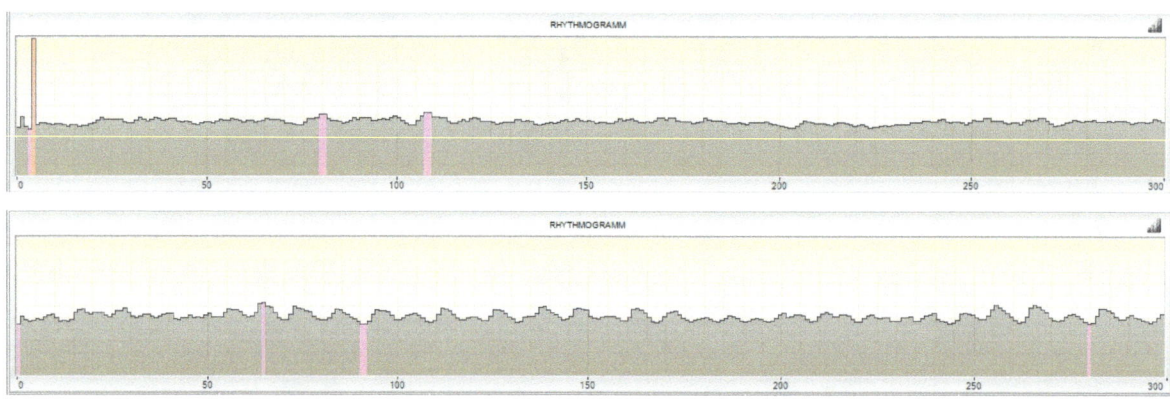

In der Abbildung oben sehen wir, wie sich die Zacken des als Rhythmogramm dargestellten Herzschlags verändern. Im Erstscan (Abb. oben) ist der Kurvenverlauf noch unregelmäßig, unrhythmisch, kurz: gestresst. Im Verlauf des zweiten Scans (Abb. darunter) sehen wir, dass deutlich rhythmische Phasen entstehen, wenn auch das Bild insgesamt noch etwas unruhig ist. Wenn es der Klientin mit etwas Training gelingen wird, die Entspannungsphasen zu stabilisieren und zu vertiefen und so ihre Herzratenvariabilität zu verbessern, würden die Werte des Zweitscans noch besser ausfallen. Aber auch so lieferte dieser Vergleich der Klientin den für sie völlig nachvollziehbaren Beweise, dass und wie sehr sie selbst ihre Situation beeinflussen kann: Gedanken verändern die Materie bzw. Biologie unseres Körpers.

2. Absolute Stressbelastung und Ausgleichsfähigkeit

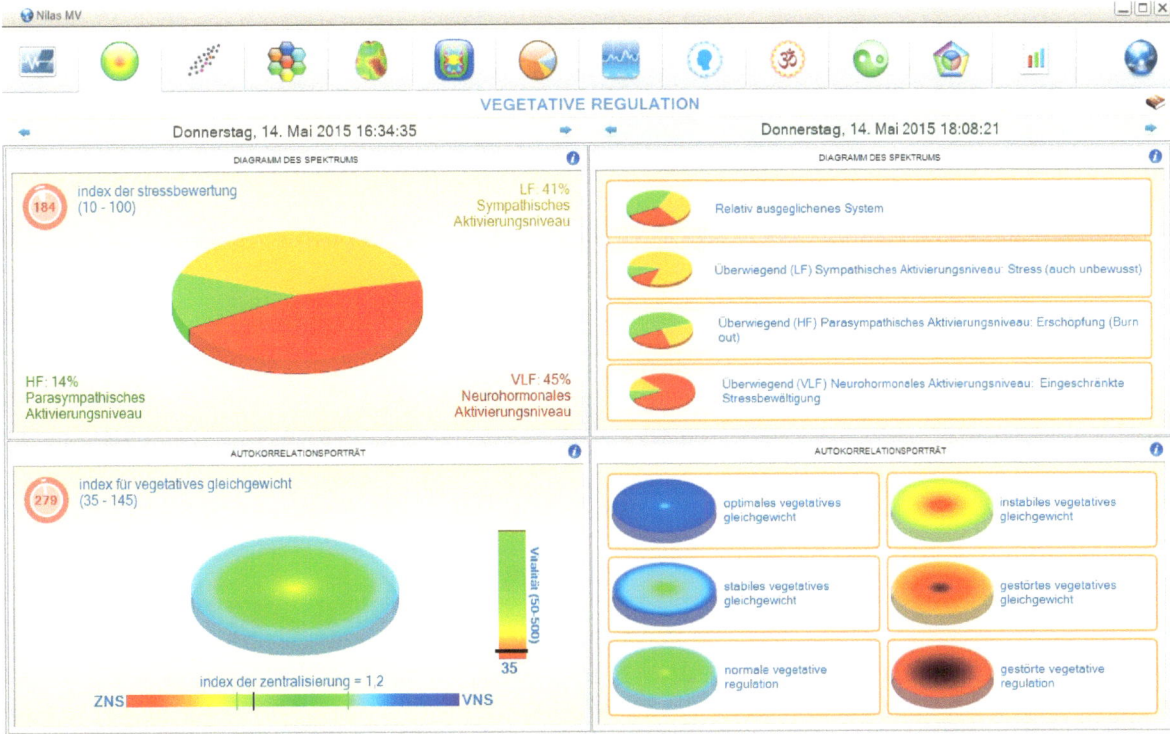

Hier sehen wir in der Auswertung der Herzratenvariabilität Sympathikus und Parasympathikus im Zusammenspiel. In der oberen Grafik zeigt das grüne "Tortenstück" die Aktivität des Parasympathikus an. Vereinfacht ausgedrückt ist nur dieser kleine grüne Bereich der, mit dem sich der Organismus nicht in der Notfallzone befindet. Denn nur wenn der Parasympathikus aktiv ist, ist Regeneration und Heilung möglich. Der gelbe Teil zeigt die sympathische Aktivität an. Auch wenn der Sympathikus hier als Schurke rüberkommt, wir brauchen ihn; nicht nur für die Kampf-oder-Flucht-Reaktion, sondern auch im Alltag, um Leistung erbringen oder unsere Aufmerksamkeit fokussiert auf etwas richten zu können. Im Idealfall würden sich Anspannung und Entspannung abwechseln. Man kann sich das wie ein Gummiband vorstellen, das gedehnt wird, dann aber wieder in die (entspannte) Ausgangslage zurückspringt. Steht ein Mensch unter Stress, bleibt das Gummiband ständig angespannt bzw. wird immer weiter gedehnt; wird dies zum Dauerzustand, leiert das Gummiband aus. Das mag harmlos klingen, aber stellen Sie sich vor, Sie würden Bungee-Jumping machen. Da hängt Ihr Leben davon ab, dass das Gummiseil stabil und doch flexibel ist. Genauso hängt auf Dauer unser Überleben davon ab, dass unser Stress-System stabil und flexibel ist, d. h. dass Sympathikus und Parasympathikus gut aufeinander eingestellt sind. Ein "ausgeleiertes" Stress-System legt die Grundlage für viele Krankheiten.

Auf die menschliche Physiologie übertragen greift ein Organismus im Dauernotfall zunächst auf die vorhandenen Ressourcen zurück, aber die Leistungserbringung wird trotzdem immer mühsamer. Der Organismus schaltet dann ein weiteres Notfallsystem dazu: das Hormonsystem, im Kreisdiagramm oben rot dargestellt. Bei der Klientin stehen also, vereinfacht ausgedrückt, gelb plus rot für Stress, grün für Entspannung; damit ist ihr "Stress-System" ganz offensichtlich nicht in einem gesunden Gleichgewicht. Dies zeigt auch der aus dem HRV-Scan berechnete Stressindex im roten Kreis links oben: Er liegt mit 184 außerhalb der Norm, die in den Klammern angegeben ist. Aber ein System kurz vor dem Burnout sähe trotzdem anders aus.

Mit zu dem trotz andauernder Stressbelastung relativ guten oberen Wert trägt der Parameter in der Abbildung unten bei. Die absolute Stressbelastung, also das Verhältnis der sympathischen zur parasympathischen Aktivierung, ist nur ein Teil dessen, was das "Stress-System" eines Menschen ausmacht. Um mit dem Gummibandbeispiel zu sprechen: Hiermit wird nur dargestellt, wie stark das Gummiband gerade gedehnt, d. h. belastet ist. Wie gut das Gummiband wieder in den Ausgangszustand zurückkehren kann, wie effektiv also der Parasympathikus zwischen akuten (den Sympathikus aktivierenden) Stressbelastungen den Organismus wieder in Entspannung und Balance bringen kann, zeigt das untere Diagramm. Die für diese HRV-Messung verwendete Software[14] liefert eine schnelle Einschätzungs-möglichkeit nach einem Schulnotensystem; der im roten Kreis markierte Index liegt zwar wieder außerhalb des Normbereichs, jedoch erreicht die Ausgleichsfähigkeit des Organismus, als Schulnote ausgedrückt, etwa eine Drei, d. h. einen durchschnittlichen Wert, keinen Hinweis auf einen Burnout.

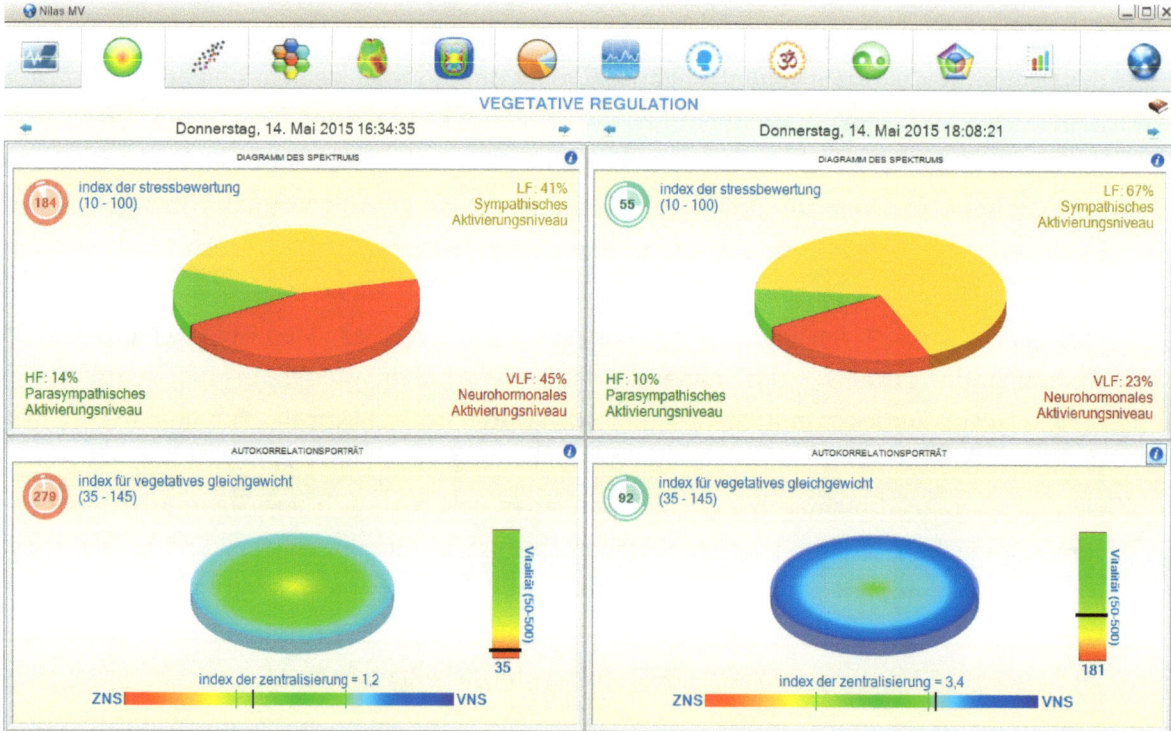

---

[14] Nilas MV liefert etwas mehr als eine HRV-Messung. Die Software wertet die Herzratenvariabilität unter Miteinbeziehung mathematischer Algorithmen aus, welche die fraktalen Prozesse von Gehirn, Nerven- und Meridiansystem mit einschließen.

Erneut liegen die Messwerte der Klientin also besser, als entsprechend der Kurz-vor-dem-Burnout-Diagnose zu erwarten gewesen wäre. Wie gut das System zwischen Belastungsphasen wieder in Entspannung zurückkehren kann, zeigt der Vergleich mit dem zweiten Scan (im Bild auf der vorigen Seite oben rechts). Ein einzelner Scan zeigt lediglich eine Momentaufnahme; nach dem kurzen Entspannungstraining können wir in der zweiten HRV-Auswertung sehen, wie gut der Parasympathikus aktiviert werden kann und wie der gesamte Organismus darauf reagiert; man sieht also sein sogenanntes *Regulationsverhalten*. Im Rahmen des mind-over-matter-Experiments zeigen die Regulationsvorgänge im Organismus, wie sehr wir uns selbst durch Gedanken und Entspannung wieder in einen besseren Zustand versetzen können. Der Erstscan zeigt ja die Ausgangssituation der Klientin, also den Zustand, in dem sie sich normalerweise befindet, hervorgerufen u. a. durch die Gedanken und Einstellungen, mit denen sie normalerweise ihrem Alltag begegnet. Der Nachscan, nach dem Coachinggespräch, visualisiert über die Messung der Herzratenvariabilität den neuen, veränderten Zustand, in den die Klientin sich selbst durch neue Einstellungen, neue Perspektiven und gezielte Entspannung gebracht hat.

Die Auswertung zeigt zwar (Abb. rechts oben), dass die parasympathische Aktivität etwas zurückgegangen ist (von 14% auf 10%). Der Stressindex ist jedoch von 184 auf 55 gesunken und liegt damit deutlich im Normbereich. Eine Erklärung finden wir darin, dass sich der rote Anteil des neurohormonellen Aktivierungsniveaus deutlich verringert hat. Die Produktion von Stresshormonen geht also signifikant zurück, das Stress-System reguliert entsprechend herunter und bewegt sich in Richtung Normalzustand[15]. Wir sehen hier noch eine Momentaufnahme, in der sich das System mitten in Regulationsvorgängen befindet; der Tendenz ist zu entnehmen, dass der Parasympathikusanteil und damit der Entspannungseffekt noch weiter steigen werden.

Darauf weist u. a. der untere Parameter hin (Abb. rechts unten). In Schulnoten ausgedrückt hat sich der Wert um eine ganze Note verbessert und liegt nun auch wieder im Normbereich. Dem Organismus steht nach der Entspannungsübung mehr Energie zur Verfügung, was sich in dem deutlich angestiegenen Vitalitätswert ausdrückt. Beim Erstscan, also im Normalzustand, wurde selbst mit Einsatz der Stress- bzw. Aktivierungshormone deutlich weniger Leistungsfähigkeit erbracht. Ein gut funktionierendes bzw. regulierendes Stress-System wie beim Nachscan ist erheblich leistungsfähiger als eines, das schon massiv auf Reserven zurückgreifen muss wie beim Erstscan.

Wir sehen hier vielleicht noch nicht unseren Superhelden, den Parasympathikus, in voller Aktion. Aber man kann deutlich erkennen, wie sehr schon eine veränderte Einstellung und

---

[15] Hier werden auch die relativen Werte dargestellt, d. h. die Aktivität der drei Parameter im Verhältnis zueinander. Die absoluten Werte zeigen deutliche Verbesserungen in Richtung Normbereich, das neurohormonelle Aktivierungsniveau ist sogar komplett in den Normbereich zurückgekehrt, d. h. das gesamte "Stresssystem" bewegt sich wieder in Richtung Homöostase. Außerdem steigt der Wert für die "Total Power", der anzeigt, dass dem Organismus nach dem mind-over-matter-Experiment mehr Energie, d. h. Ressourcen zur Verfügung stehen.

eine Entspannungsübung dazu beitragen können, dass sich ein überlastetes Stress-System wieder einem gesunden und ohne Anstrengung leistungsfähigen Operationsmodus nähert. Der Notfallmodus ist hier fürs Erste beendet. Aber dies ist erst der Anfang. Die weiteren Auswertungsparameter zeigen, dass im Organismus noch weit mehr geschieht, als dass das Stress-System wieder zurückreguliert.

2. Allgemeinzustand, Ressourcenabbau und Energiereserven

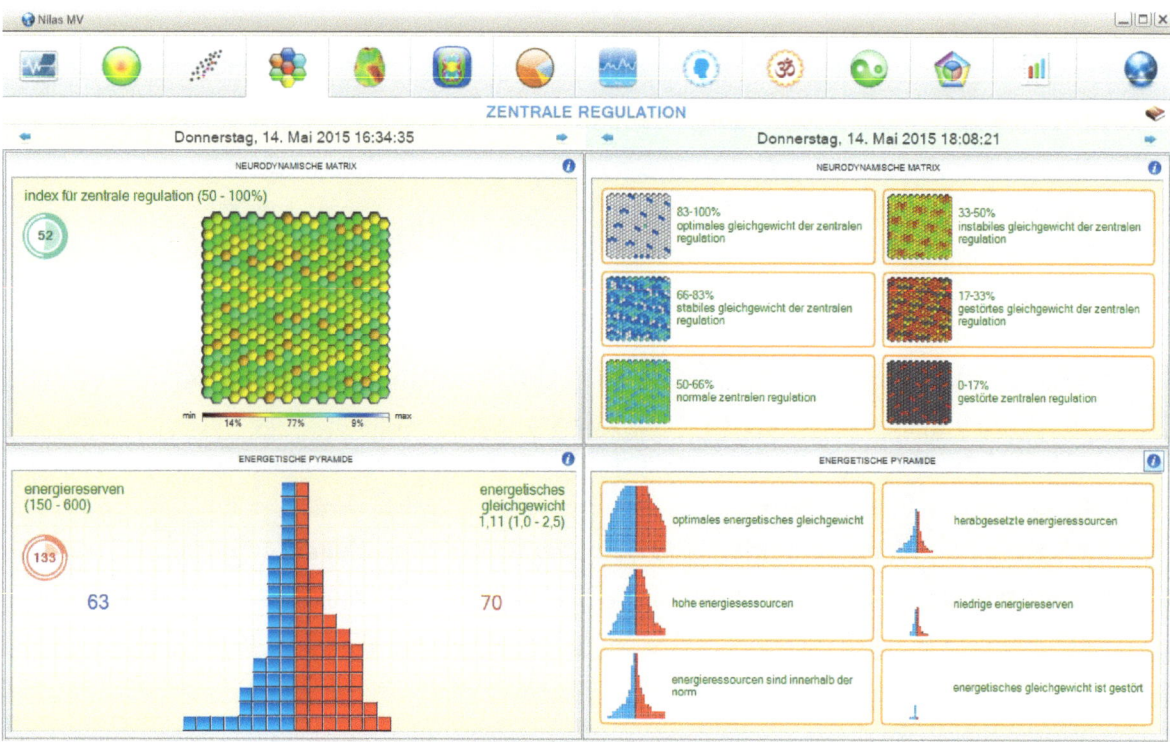

Wird der Notfallmodus zum Dauerzustand, sind frei die verfügbaren Ressourcen schnell verbraucht und es geht uns buchstäblich "an die Substanz". Dies kann man bei der HRV-Auswertung gut am oberen Parameter in der Abbildung oben ablesen, der einen Überblick über verschiedene Organbereiche gibt. Vereinfacht ausgedrückt, steht jeder der Punkte für den Zustand eines Organ oder eines Organbereichs. Die Auswertungspunkte der Klientin in diesem HRV-Scan liegen noch im mittleren Bereich. Je länger der Notfallmodus anhält, desto schlechter werden die Werte, weil immer mehr Raubbau am Körper getrieben wird.

In der Auswertung oben sehen wir, dass der Index mit 52 (grüner Kreis) zwar am unteren Rand, aber noch innerhalb des in den Klammern angegebenen Normbereichs liegt. Die subjektiv wahrgenommene hohe Stressbelastung ("kurz vor dem Burnout") ist auf körperlicher Ebene erheblich besser ausgeglichen worden als erwartet, sonst würde die Software aus dem HRV-Scan keinen Normwert errechnen. Allerdings gibt es zwei Einschränkungen, die man als Tendenz in eine schlechtere Richtung werten kann: Unter der oberen Grafik ist in einem Balken die Verteilung der Einzelwerte angegeben. Der statistische Gesamtwert liegt zwar mit

52 im Normbereich, aber die Differenzierung der Werte zeigt, dass 14% der einzelnen Messpunkte (d. h. 14% der Organbereiche des Gesamtsystems) im minimalen Bereich liegen. Sollte sich dieser Wert im Nachscan mit veränderten Gedanken und Einstellungen nicht verbessern, könnten hier tatsächlich bereits funktionelle Störungen vorliegen, d. h. der Dauerstress hätte auf körperlicher Ebene schon Spuren hinterlassen. Wie die Krankheitsentwicklung fortschreitet, werden wir im Kapitel 8 noch näher betrachten.

Auch die Energieverteilung im unteren Auswertungsparameter, der 'Energiepyramide', zeigt eine mögliche Tendenz zur Verschlechterung an, selbst wenn die Werte der Klientin aus Sicht der Herzratenvariabilität weit von einem Burnout entfernt sind. Die Pyramidendarstellung zeigt die vorhandenen Energiereserven des Organismus, und auch hier ergibt die Auswertung nach dem Schulnotensystem etwa eine Drei (und damit einen weiteren Hinweis, dass die Klientin sich nicht kurz vor dem Burnout befindet). Allerdings stehen die blauen Quadrate für anabole (Ressourcen aufbauende) und die roten Quadrate für katabole (abbauende, Energie verbrauchende) Prozesse. Mit einem Verhältnis von 63 zu 70 wird hier angezeigt, dass das System gerade mehr Energie verbraucht als Ressourcen nachgeliefert werden können. Das ist insofern nicht verwunderlich, da wir ja gesehen haben, dass der Sympathikus einen bei der Klientin einen deutlich aktiveren Part spielt, also das Gaspedal durchgedrückt ist.

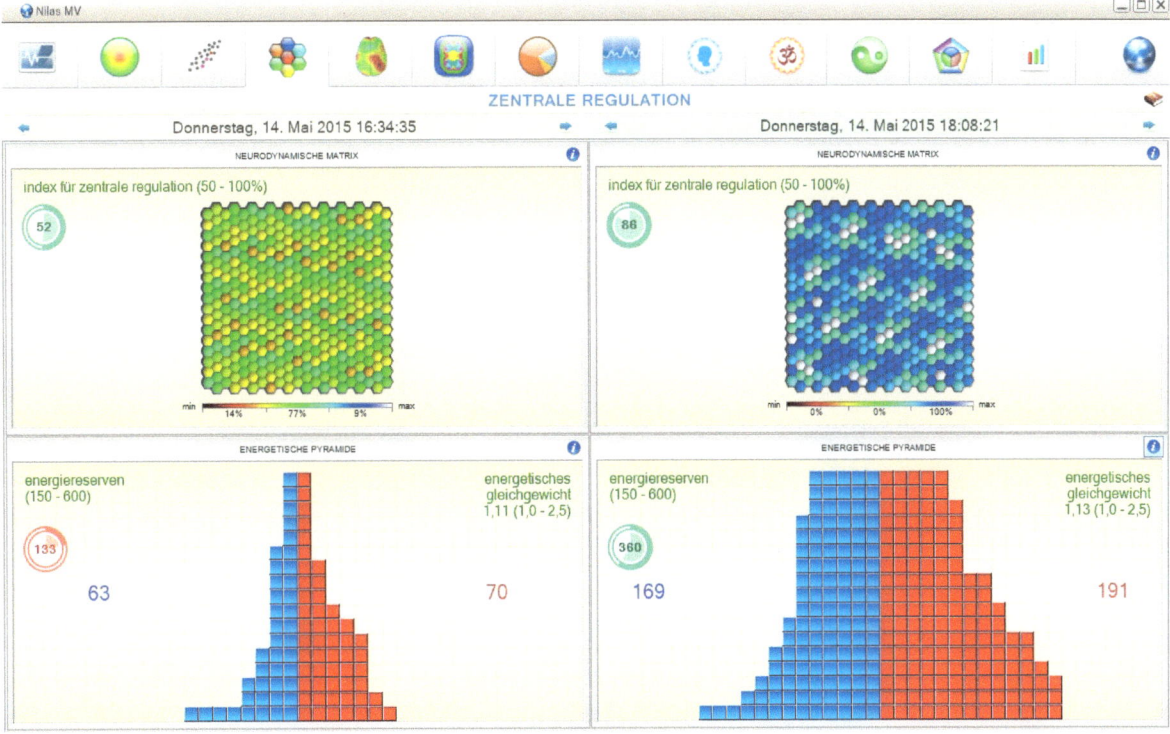

Ob dieser Trend tendenziell anhält, können wir im Vorher-Nachher-Vergleich sehen. Und auch hier gibt es gute Nachrichten: Das gesamte System der Klientin (denn wir haben hier einen HRV-Auswertungsparameter vor uns, der uns Informationen über das Regulationsverhalten des gesamten Systems und zahlreicher Untersysteme (Organsysteme) liefert) reguliert deutlich in einen gesunden, ausbalancierten Bereich – sofern es durch eine Veränderung der Situation/ Gedanken die Möglichkeit dazu erhält. Bei der Klientin sehen wir im Vergleich der beiden Messungen eindeutige positive Veränderungen, die allein durch ihre Gedanken und eine bewusst herbeigeführte Stressreduktion induziert wurden. Das Gesamtsystem reguliert, wie der obere Auswertungsparameter zeigt, von 52 auf 86 nach oben, und die Balkengrafik zeigt nicht nur, dass die 14% im Minimalbereich sich verbessert haben; *alle Werte liegen jetzt sogar im Maximalbereich.* Das ist unser Superheld, der Parasympathikus, in voller Aktion!

Ebenso deutlich sind die signifikanten Verbesserungen der Energieressourcen; auch sie erreichen das Optimum. Das Verhältnis anabol/ katabol hat sich zwar nicht verändert, aber das muss differenziert betrachtet werden. Mit so hohen Energiereserven ein hoher Energieverbrauch (z. B. für die "Umbaumaßnahmen" des ganzen Systems, die der obere Parameter anzeigt) für das System leicht zu bewältigen. Den ersten Auswertungsparameter nach hatte das System in einem nicht allzu massiv ausgeprägten Notfallmodus operiert, mit einem damit einhergehenden erhöhten Energieverbrauch. Entsprechend wurden Regeneration, Reparatur und Ressourcenaufbau im System quasi auf Standby geschaltet. Wir sehen an den Veränderungen des Nachscans, wie deutlich eine Verschiebung der Sympathikus-Parasympathikus-Balance den gesamten Organismus nicht nur wieder ins Gleichgewicht bringt, sondern direkt in die "Heilungszone". Selbst die in der Balkengrafik angezeigten im Minimalbereich liegende Werte – die auf bereits vorliegende funktionelle Störungen hinweisen könnten – haben sich in den optimalen Bereich hin verändert. *Das ist sichtbar gemachte Heilung durch Gedanken.*

3. Biorhythmen und Kohärenz/ Harmonie

Nicht nur unser Herzschlag ist rhythmisch. Viele Vorgänge im Organismus sind einer Art Takt unterworfen. Der Schlaf-Wach-Rhythmus ist einer der bekanntesten Rhythmen unseres Organismus, aber es gibt zahlreiche weitere Rhythmen, die zu einem optimalen Körpergeschehen beitragen. Seien es die Meridiane, deren Energiekreislauf sich in einem 24-Stunden-Rhythmus vollzieht, oder Stoffwechselvorgänge auf Zellebene, die im Idealfall auch getaktet erfolgen (und bei stark gestörten Rhythmen nicht mehr stattfinden können). Stress bringt uns aus unserer inneren Mitte und damit "aus dem Takt". Der Fachbegriff heißt das "Entropie": die "Unordnung" bzw. das Chaos nehmen zu. Auch dies kann in der Herzratenvariabilität anhand fraktaler Parameter dargestellt werden (siehe Abbildung auf der vorigen Seite).

Ein HRV-Scan ist, wie gesagt, eine Art Momentaufnahme – 300 Herzschläge, die in diesem Fall gemessen werden, dauern ca. 5 Minuten. Umso wichtiger sind Parameter, die ein tiefer gehendes Verständnis davon zulassen, was sich auf systemischer Ebene abspielt. Die Krankheitsentstehung wird zunehmend als mehrstufiger Prozess verstanden, der auf Zellebene beginnt und sich dann auf einzelne Organe und schließlich das ganze System ausbreitet. Stress ist wiederum ein Einflussfaktor, der ebenfalls das gesamte System betrifft und genau diese Vorgänge bis auf die Ebene der epigenetischen Umprogrammierung triggert. Dies wird hier auch bei der Auswertung der Biorhythmen sichtbar.

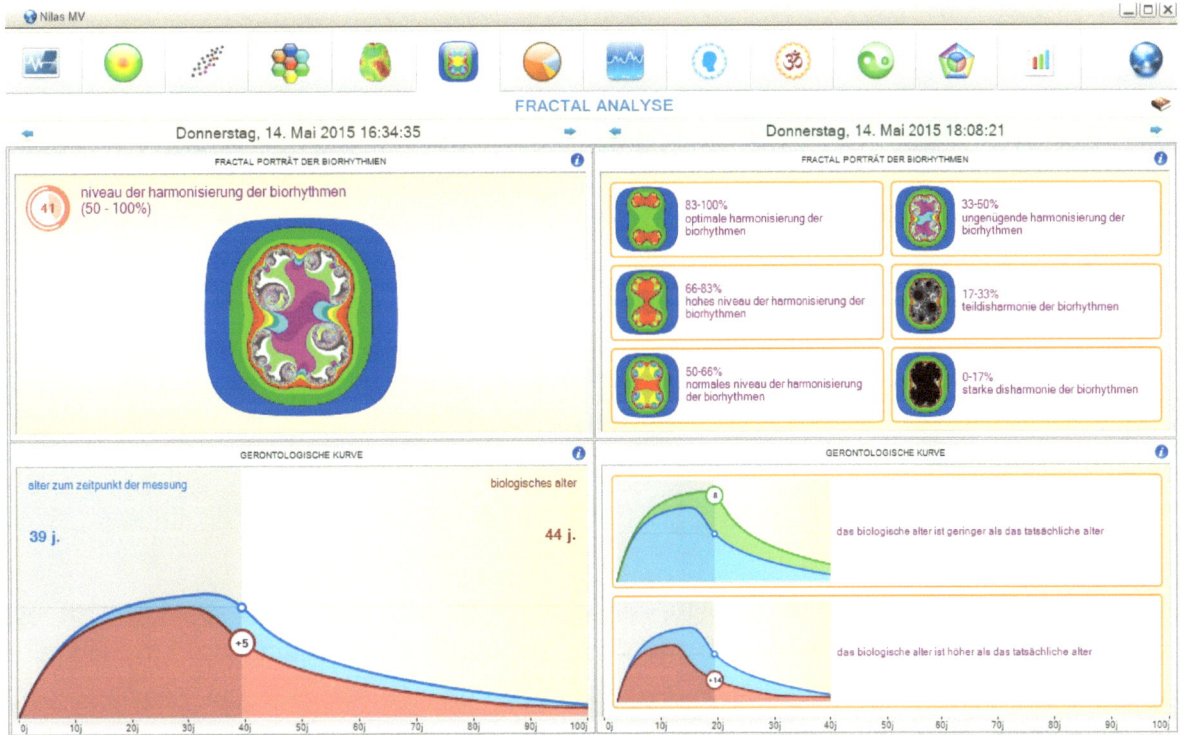

Die Abbildung oben zeigt den Erstscan der Klientin. Der im Kreis angezeigte Indexwert von 41 liegt deutlich unterhalb der Norm. Hieran kann abgelesen werden, dass der Organismus bereits länger mit Stress und seinen Folgen zu kämpfen hat, denn hier wird der erhöhte Ressourcenverbrauch in Form einer Störung der inneren Balance und Ordnung sichtbar. Die Energie, die dem Körper insgesamt zur Verfügung steht, reicht bei gleichbleibendem Verbrauch nicht aus, um die Ordnung, d. h. die Homöostase, aufrechtzuerhalten. Das hatten wir auch in der vorigen Auswertung an den 14% der Werte im Minimalbereich gesehen.

Eine erhöhte Entropie im Organismus führt dazu, dass Alterungs- und Degenerations-prozesse beschleunigt ablaufen. Das kann man weniger abstrakt in den Parameter des biologischen Alters umrechnen. Ist dieser Wert erhöht, dann sind die Alterungsprozesse beschleunigt. Das tatsächliche Alter der Klientin ist 39, ihr biologisches Alter liegt jedoch bei der ersten Messung bei 44. Stressbedingt ist also die Entropie in ihrem Organismus so hoch, dass ihre HRV-Werte denen eines 5 Jahre älteren Menschen entsprechen.

Sie erinnern sich an die 40 Jahre geringer gewordene Lebenserwartung der Menschen im Hunzatal? Das entspricht ebenfalls einer Zunahme der Entropie und eine Beschleunigung der Alterungsprozesse durch den selben Faktor: ein Übermaß an (Dauer)Stress. Hier sehen wir die YLL-Faktoren in ihrer Gesamtheit ausgedrückt. Dem ersten HRV-Scan nach hat diese Klientin im statistischen Vergleich *durch ihre Lebensweise 5 Jahre ihres Lebens verloren.*

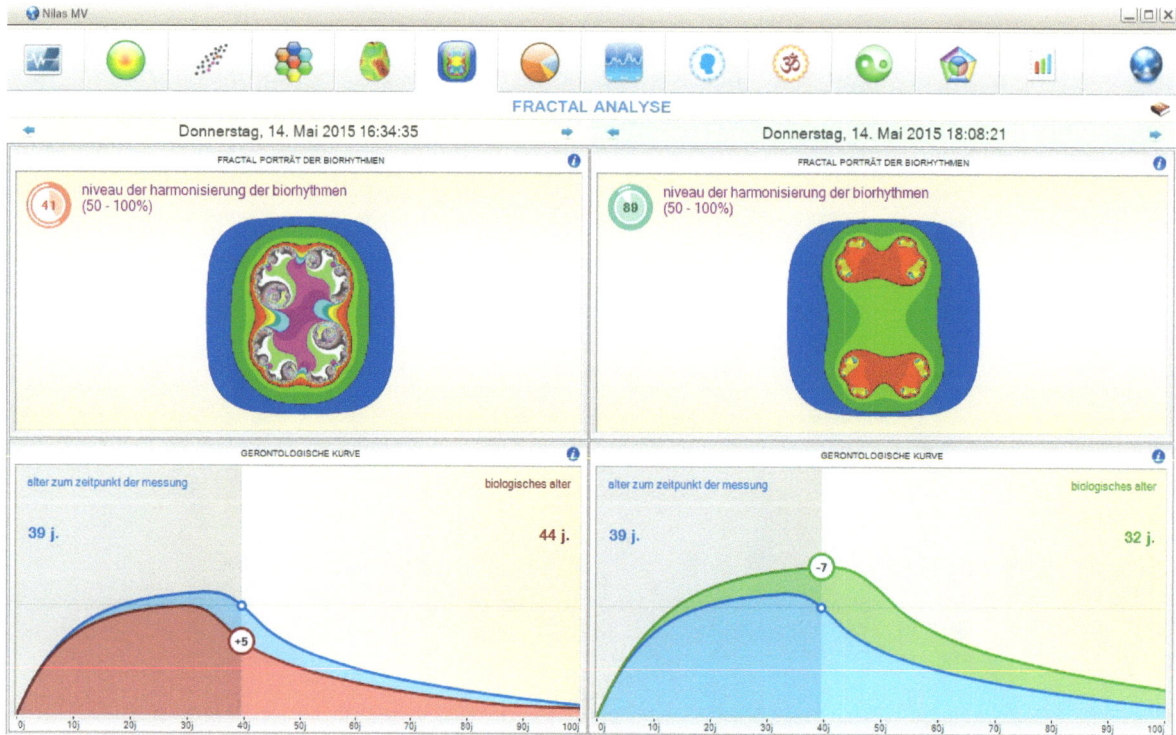

Aber auch hier kann der Parasympathikus seine Superheldeneigenschaften an den Tag legen. Innerhalb von eineinhalb Stunden, nur durch ein Coachinggespräch und eine Entspannungsübung, die den Parasympathikus aktiviert, hat sich die Kohärenz oder Harmonie der Biorhythmen bei der Klientin mehr als verdoppelt und ist von 41 auf 89 angestiegen. Auch das ist eine ganz deutliche Verschiebung in Richtung der Heilungszone, denn eine Zunahme der Ordnung und Rhythmik im Organismus kann man auch mit Stabilisierungs- und Heilungs-vorgängen gleichsetzen.

Dies drückt sich dann auch auf sehr erfreuliche Weise im biologischen Alter aus: Die Auswertung des HRV-Scans ergibt beim Nachscan ein biologisches Alter von 32 Jahren. Innerhalb von eineinhalb Stunden ist die Klientin demnach – messbar, d. h. berechnet aus der Herzfrequenzvariabilität – um 12 Jahre jünger geworden. Das biologische Alter ist in der Praxis ein großer Motivationsfaktor für Klienten, um die besprochenen neuen Einstellungen und Ansätze auch tatsächlich umzusetzen. Man kann durch seine Lebensweise also nicht nur Jahre verlieren, sondern quasi auch dazugewinnen. Noch einmal: Es handelt sich hier nur um Veränderungen, die durch neue Gedanken, Perspektiven, Einstellungen und einer Bewusst-machung der Situation und des eigenen Anteils daran stattgefunden haben. Innerhalb von nicht einmal eineinhalb Stunden haben sich die neuen Einstellungen (und die damit und mit der Atemübung einhergehende Entspannung) so deutlich auf materieller, d. h. körperlicher Ebene manifestiert. Die sind die ersten kurzfristigen Ergebnisse. Integriert die Klientin die neuen Ansätze dauerhaft in ihr Leben, sind noch weit größere Verbesserungen möglich.

4. Gesamtgesundheitsstatus

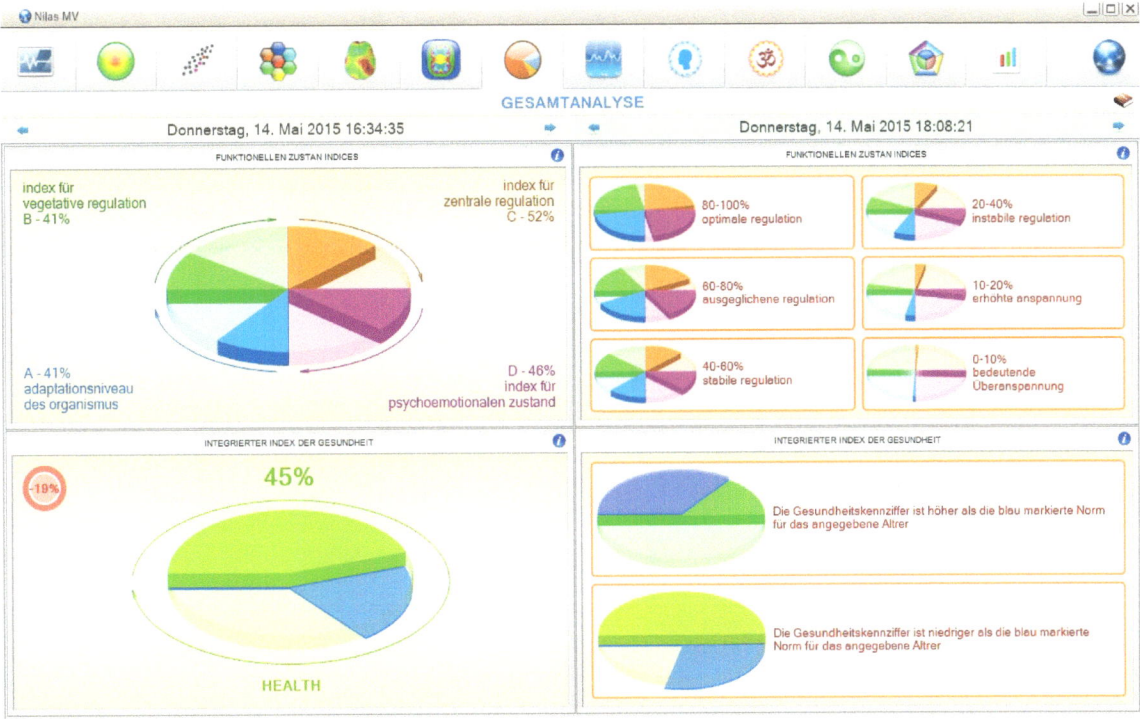

Der bessere innere Rhythmus und die zusätzlichen Energiereserven beeinflussen auch ganz unmittelbar den Gesundheitsstatus eines Klienten. Das entspricht dem Umstand, dass sich der Organismus, sobald man den Parasympathikus aktiviert und das Stresslevel senkt, aus der Notfallzone in die Heilungszone bewegen kann.

Die Software berechnet aus allen Parametern der HRV-Messung einen "Gesamtgesundheitsindex", der mit den statistischen Durchschnittswerten verglichen wird. Die obere Darstellung (Abb. oben) zeigt die wichtigsten Einzelparameter, die untere die Zusammenfassung. Beim Erstscan – also noch quasi im "Notfallmodus" gemessen – liegt der aus der HRV-Messung berechnete Wert der Klientin mit 45 Prozent für den Gesamtgesundheitsindex 19 Prozent *unter* dem zu erwartenden Altersdurchschnitt. *So prägt das Leben in der Notfallzone den Organismus.*

Im Nachscan (Abb. nächste Seite) sehen wir auch hier eine deutliche Verbesserung des Gesundheitsstatus' der Klientin, der nun 23 Prozent *über* dem Altersdurchschnitt liegt. Auch dieser Wert hat sich mit dem mind-over-matter-Experiment innerhalb von nur ca. eineinhalb Stunden fast verdoppelt.

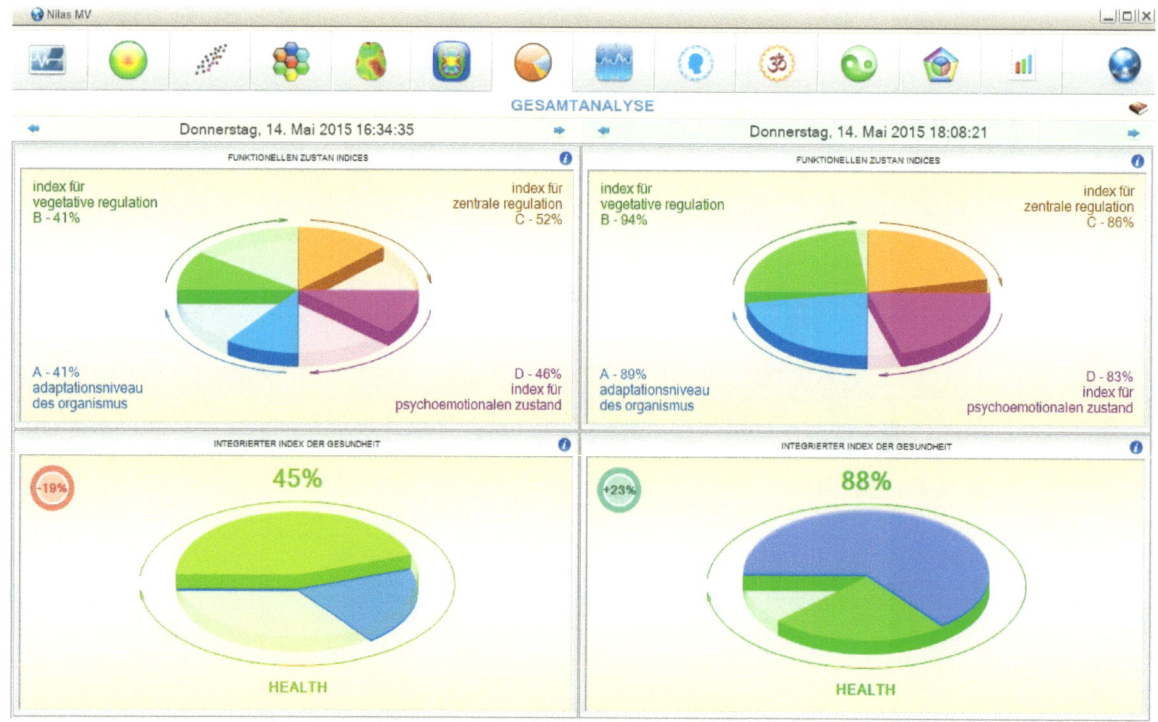

5. Meridiane

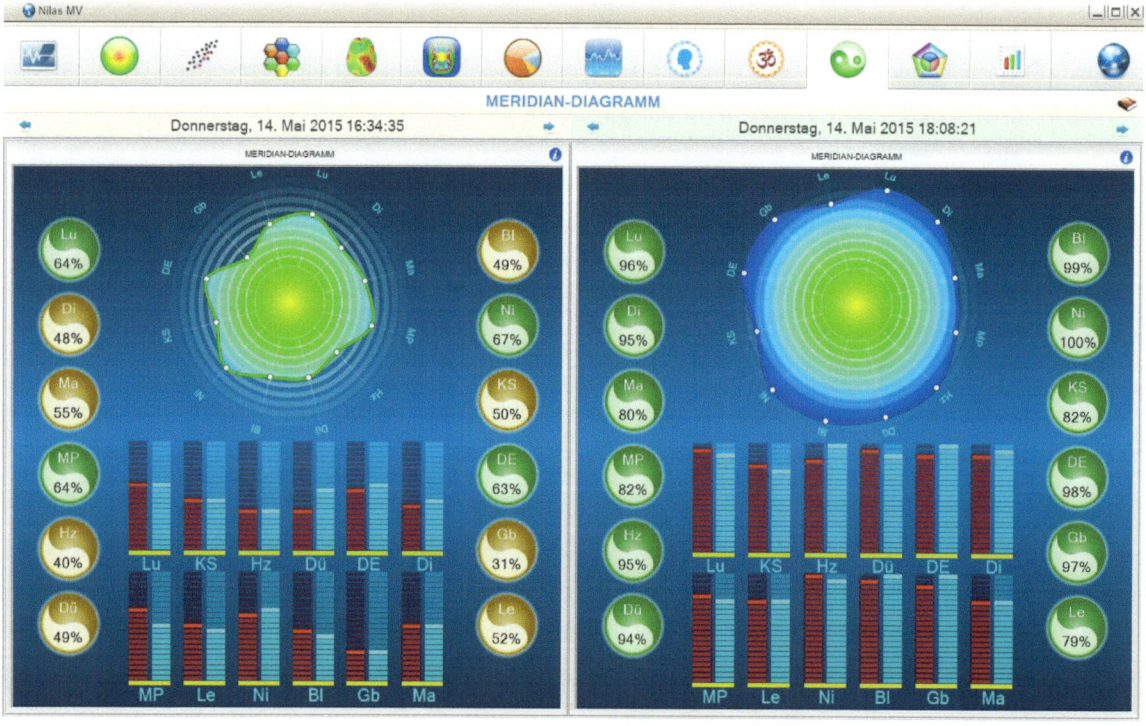

Ähnliche Verbesserungsraten zeigen sich auch in der Meridianaktivität. Diese Berechnung erfolgt ebenfalls aus der Messung der Herzratenvariabilität. Das mag zunächst überraschen, aber in der chinesischen Medizin unterscheidet man bei der Pulsmessung am Handgelenk (wo die Elektroden für diese HRV-Messung angelegt werden) mehr als 20 verschiedene Pulse, die Aussagen über die Meridianaktivität und damit den Energiefluss im Körper zulassen.

Nach Vorstellung der Traditionellen Chinesischen Medizin (TCM) sind die Meridiane Leitbahnen, durch welche die Körperenergie fließt. Wir hatten ja im zweiten Auswertungsparameter (der Energiepyramide) zunächst einen durch den dauerhaften Notfallmodus bedingten Mangel an Energie gesehen und beim Zweitscan eine deutliche Zunahme der Energiereserven. Bei der Auswertung der Meridianaktivität wird nun sichtbar, wohin diese Energie geflossen ist und welche Veränderungen möglich sind, wenn ein Organismus aus dem Notfallmodus und der "Notfallzone" in die "Heilungszone" gebracht wird. Wir sehen hier in der Software auch nicht nur die Verbesserungen der einzelnen Meridiane. Im Kreisdiagramm können wir quasi eine Entsprechung zur Homöostase sehen. Während die Klientin beim Erstscan in einem eingeschränkten und unbalancierten Zustand war, kann man beim Zweitscan ein System sehen, das fast völlig in Balance und voller Energie ist. Eine differenzierte Auswertung der Veränderung in der Aktivität der einzelnen Meridiane sowie eine nähere Betrachtung der schwächsten Meridianaktivitäten (die im Kreisdiagramm als Einbuchtung zu sehen sind, z. B. hier der Lebermeridian und Kreislauf-Sexus- bzw. Perikardmeridian) würden mögliche Therapieansätze oder, auf psychologischer Ebene, Anknüpfungspunkte für weitere Coachinggespräche liefern.

5. Die Heilungszone

1964 erkrankte Norman Cousins, ein bekannter amerikanischer Politjournalist, Friedensaktivist und Autor, an einer degenerativen und nach Ansicht der Ärzte unheilbaren Krankheit[16]. Er war gerade als Leiter einer Kulturdelegation in Russland gewesen und hatte eine extrem stressige Zeit hinter sich. Als die Erkrankung ausbrach, hatte er so starke Schmerzen, dass er nicht schlafen konnte. Die Ärzte gaben ihm noch ca. 6 Monate zu leben.

Cousins stellte folgende Überlegungen an: Wenn Stress zum Ausbruch der Krankheit geführt hatte, müsste das Gegenteil von Stress die Krankheit wieder heilen können. Er sagte später von sich, er habe sich mit "großen Dosen an Vitamin C und Marx-Brothers-Filmen" geheilt. Er entließ sich selbst aus dem Krankenhaus, weil er die Krankenhausumgebung als nicht heilungsfördernd betrachtete, checkte in ein benachbartes Hotel ein und nahm Megadosen an Vitaminen zu sich. Und er schaute sich stundenlang Filme an, die ihn zum Lachen brachten. Morphium hatte ihm keine Erleichterung gebracht, aber nach zehn Minuten herzhaften Lachens konnte Cousins zwei Stunden schmerzfrei schlafen. Nach zwei Wochen dieser "Lachtherapie" brauchte Cousins keine Medikamente mehr, nach einigen Monaten kehrte er zu seiner Arbeit zurück. Norman Cousins starb 26 Jahre später an Herzversagen, nicht an der diagnostizierten Krankheit.

Ein japanisches Forscherteam hat in zwei Studien die Auswirkungen von Lachen auf die Genexpression von an Diabetes Typ 2 erkrankten Menschen untersucht.[17] Auch hier sahen sich die Studienteilnehmer Videos an, die sie zum Lachen brachten. Anschließend wurden 41 000 Gene untersucht. 39 davon waren hochreguliert worden (Sie erinnern sich an den Dimmer-Effekt), 27 davon auch noch nach einem längeren Zeitraum. 14 dieser Gene standen direkt mit der natürlichen Killerzellenaktivität des Immunsystems in Verbindung. Diese Forschungsergebnisse deuten darauf hin, dass herzhaftes Lachen tatsächlich die Genexpression dahingehend verändert, dass das Immunsystem gestärkt wird. Auch hier haben wir wieder eine direkte Verbindung zwischen Lebensweise, Emotionen und unserer Genfunktion. Und zumindest in Norman Cousins Fall auch: Heilungsvorgängen.

---

[16] Spondylitis ankylosans, früher Morbus Bechterew genannt, eine chronisch entzündliche Autoimmunkrankheit, bei denen Sehnenentzündungen an der Wirbelsäule Schädigungen des Knochenmarks und Versteifungen hervorrufen können. Verletzungen des Rückenmarks. Symptome wie Atem- oder Aorteninsuffizienz können lebensbedrohlich werden.

[17] Hayashi T, Tsujii S et al: Laughter up-regulates the genes related to NK cell acitivity in diabetes, Biomed Res, 2007

Es ist nicht nur Lachen, das positive epigenetische Veränderungen mit sich bringt. Dr. Dean Ornish, Gründer und Präsident des Preventive Medicine Research Institute, hat in Zusammenarbeit mit Kollegen von der University of California in San Francisco eine Pilotstudie durchgeführt, bei der die Auswirkungen von Stressreduktion, gesunder Ernährung und regelmäßigem Sport untersucht wurden – alles epigenetische Einflussfaktoren. Innerhalb von nur drei Monaten zeigten sich deutliche Veränderungen bei den Studienteilnehmern: 48 Gene wurden hochreguliert, die die Tumorsuppression unterstützen. Zusätzlich wurden 453 Gene, die für Tumorpromotion (Förderung der Tumorbildung) zuständig sind, herunter-geregelt. Ähnliche Studien gibt es auch für andere Krankheiten. Die Studien stimmen in dem Punkt überein, dass ein gesunder Lebensstil epigenetische Veränderungen begünstigt, die Heilung fördern können. Sowohl Norman Cousins als auch die Teilnehmer der Studie hatten dabei auf eigene Verantwortung auf Medikamente verzichtet und sich einen gesünderen und positiveren Lebensstil zugelegt. In Cousins Fall kommt noch ein entscheidender Faktor hinzu: eine positive Einstellung und optimistische Gedanken.

Das vorige Kapitel hat gezeigt, was für einen starken Einfluss die mentale Ebene auf die Körperfunktionen hat. Die Messungen hatten aber auch indirekt etwas anderes bewiesen, nämlich *wie selten die Probandin sich selbst bisher in einen so positiven Zustand gebracht hatte*, denn andernfalls wären ihre Ausgangswerte deutlich besser gewesen. Wissenschaftler schätzen, dass 90 bis 95 Prozent unserer Gedanken negativ sind. Das bedeutet nichts anderes, als dass wir ca. 90 Prozent unserer Zeit negative Signale an unsere Zellen senden – und diese in Echtzeit mit Gen-Umprogrammierungen darauf reagieren. Es ist das natürliche Bestreben unseres Körpers, sich in Richtung Homöostase zu bewegen, denn das sollte der normale Zustand unseres Organismus sein. Mit unserer Lebensweise, der alltäglichen Stressbelastung, aber auch unkontrolliert negativen Gedanken, sorgen wir jedoch täglich aufs Neue dafür, dass unser Organismus aus dem Gleichgewicht gerät. Die Situation ist sehr einfach: Befinden wir uns im Notfallmodus (der Sympathikus ist aktiv), bewegen wir uns in der Notfallzone. Die Ressourcen unseres Organismus werden primär dafür aufgewendet, tatsächliche oder befürchtete Bedrohungen zu bekämpfen; wenn darüber hinaus noch Energie zur Verfügung steht, wird in bescheidenem Rahmen versucht, die Balance bzw. Homöostase einigermaßen aufrechtzuerhalten. Nur wenn wir den Notfallmodus beenden, wenn die Ressourcen nicht länger für das Notfallprogramm verwendet werden, nur dann gelangen wir in die Heilungszone. Erst wenn der Sympathikus herunter- und der Para-sympathikus hochgefahren wird, hat der Organismus die Option, die vorhandenen Ressour-cen anders einzusetzen: für Regeneration und Aufbau, kurz: für Heilung.

Es ist nur eben nicht ganz richtig, den mind-over-matter-Effekt und die Tendenz, uns selbst Stress zu machen und uns damit in den Notfallmodus zu versetzen, an den *Gedanken* festzumachen. Eigentlich sind es die *Emotionen*, die unsere Einstellung und Haltung auf körperliche Ebene "übersetzen" und die Gene programmieren. Es geht hier um Resonanz.

Die Aufgabe des Probanden im mind-over-matter-Test war gewesen, sich in die schlimmstmögliche und die bestmögliche Situation *hineinzuversetzen,* also sie buchstäblich *zu erleben.* Unser Gehirn unterscheidet nämlich nicht zwischen Vorstellung und Realität und auch nicht zwischen Vergangenheit, Gegenwart und Zukunft. Alle eintreffenden Signale werden gleich verarbeitet, und alles geschieht in der Gegenwart: Wenn wir in Resonanz mit einem Erlebnis oder einer Erinnerung gehen, dann erleben wir auf körperlicher Ebene noch einmal dieselben Dinge, auch wenn das tatsächliche Ereignis vielleicht Jahrzehnte zurück liegt. Auch das hat einen evolutionären Hintergrund.

Um schnell auf Gefahren reagieren zu können, ist unser Bewusstsein zu langsam. Wenn wir eine Kaffeetasse umkippen, reagieren wir in Sekundenbruchteilen und versuchen "instinktiv", sie aufzufangen; diese Handlung wird nicht vom Bewusstsein gesteuert, sondern von viel älteren Gehirnteilen, dem limbischen System, in dem Emotionen, aber auch unsere Instinkte angesiedelt sind. Hier ist eine Art Erfahrungsdatenbank angelegt, in der Ereignisse mit Emotionen verknüpft sind, um grundlegende Unterscheidungen zu treffen: gefährlich oder wünschenswert. Denn auch hier geht es natürlich wieder ums Überleben. Die heiße Herdplatte wird unter gefährlich abgelegt, Schokoladentorte unter positiven Erfahrungen. Das funktioniert ähnlich wie in sozialen Netzwerken, in denen man Nachrichten "Tags" oder "Label" zuordnen kann. Schokoladentorte wird quasi "geliked", negative Erfahrungen werden mit Daumen runter abgelegt. Sobald wir in neue Situationen kommen, wird innerhalb von Sekundenbruchteilen mit der Erinnerungsdatenbank abgeglichen, in welche Kategorie die neue Erfahrung fällt, lange, bevor unser Bewusstsein uns darüber Rückmeldung geben könnte. Deshalb entscheidet es sich z. B. innerhalb von wenigen Sekunden, ob wir einen Menschen, den wir gerade kennenlernen, mögen oder nicht. Wenn er uns auch nur entfernt (und völlig unterbewusst) an unseren Expartner erinnert, mit dem wir eine schwierige Trennung erlebt haben, wird dieser unbekannte Mensch negativ bewertet. Schlechte Erfahrungen nehmen wir auf diese Weise mit, duplizieren sie und erhöhen so im Laufe der Jahre natürlich negative Einstellungen und unser Stresslevel. Forscher gehen davon aus, dass nicht nur 90 bis 95 Prozent unserer Gedanken negativ sind, sondern dass sich auch eine ebenso große Anzahl unserer Gedanken wiederholt. Worte wie "immer", "nie", "keiner" etc. (wie in "immer muss ich alles machen", "nie hörst Du mir zu" oder "keiner liebt mich") sind eindeutige Hinweise darauf, dass wir gerade wieder in die Falle der Verallgemeinerungen tappen und unsere Vergangenheit reproduzieren. Was natürlich auch bedeutet, dass wir immer dieselben alten, negativen Signale an unsere Zellen senden und dort die bestehenden Programmierungen verstärken. So wird der Dimmer immer weiter in Richtung Krankheitsentstehung gedreht.

90 bis 95 Prozent negative, sich wiederholende Gedanken, die mit oft starken Emotionen verknüpft sind, die unser Stresslevel erhöhen und unsere Genschalter triggern – das bedeutet vereinfacht ausgedrückt, *dass wir uns normalerweise bestenfalls die restliche Zeit, d. h. 5 bis 10 Prozent eines Tages, außerhalb der Notfallzone befinden.* Das ist jedoch noch nicht damit gleichzusetzen, dass wir die Heilungszone erreichen. Es kann einfach auch nur eine neutrale

Zone sein, das Auge des Hurrikans, bevor die Erinnerungsdatenbank des limbischen Systems uns wieder eine Verknüpfung mit einem alten Stressthema serviert. Um in die Heilungszone zu kommen, müssen wir positive Emotionen erzeugen, und dazu müssen unser Bewusstsein einschalten und jenseits unserer alten Muster denken.

Die Herzratenvariabilität liefert, wie wir im vorigen Kapitel gesehen haben, eine greifbare und medizinisch/ wissenschaftlich messbare Möglichkeit, den Einfluss von Gedanken und Emotionen auf unsere Körperfunktionen zu bestimmen. Sie gibt uns zudem aber auch einen Hinweis darauf, welche Emotionen wir trainieren sollten, um in die Heilungszone zu gelangen. Wikipedia liefert die Information etwas verschlüsselt in folgendem Satz zur Herzratenvariabilität (HRV): "Festgestellt wurde, dass bei so komplexen Reaktionen wie Liebe und Dankbarkeit, die mit emotionalen Reaktionen der Freude verbunden sind, eine messbare Synchronisation der Rhythmen von Herz und Atmung [...] erfolgt."
Wikipedia bezieht sich dabei auf eine Studie von William A. Tiller u. a.[18], der ein Phänomen erforscht hat, das "Kohärenz" genannt wird. Um die "Heilungszone" besser zu verstehen, müssen wir uns zwei Begriffe näher anschauen, die die Pole bilden, zwischen denen sich Krankheit und Gesundheit entscheidet: Entropie und Kohärenz.

Entropie war uns vorher im Praxisbeispiel der HRV-Messung bereits begegnet als das Prinzip der Unordnung bzw. des Chaos, das unsere Biorhythmen aus dem Takt bringt. Der zweite Hauptsatz der Thermodynamik beschreibt in der Physik, dass alles von sich aus immer dem Chaos, der Entropie zustrebt. Wir Menschen bewegen uns in Richtung Degeneration, Altern und Krankheit, das Universum in Richtung Wärmetod. Dies gilt zumindest, wenn keine Anstrengung unternommen wird, die Entropie aufzuhalten. Und das kostet Energie. Deshalb führt ein stressbedingter übermäßiger Energieverbrauch in unserem Organismus zu einer Zunahme der Unordnung (was sich in der HRV-Auswertung als unterdurchschnittlicher Gesundheitsindex gezeigt hatte) sowie zu beschleunigten Alterungsprozessen (sichtbar im HRV-Scan als erhöhtes biologisches Alter). Auf diese Weise kann Stress als Energie- und Ressourcenräuber, wie die WHO es konstatiert hat, tatsächlich zur "Gesundheitsgefahr des 21. Jahrhunderts" werden. Solange wir Stress und den damit verbundenen Ressourcenverlust für normal halten und nicht gegensteuern, bewegen wir uns in Richtung Entropie.

Die Heilungszone befindet sich in der entgegen gesetzten Richtung. Der Fachbegriff hierfür lautet *Kohärenz*. Kohärenz war uns ebenfalls in der HRV-Auswertung begegnet, als Harmonie und Rhythmik im Organismus. Kohärenz steht für Zusammenhang und Übereinstimmung, für das Zusammenspiel vieler Faktoren wie in einem Orchester, das, wenn es im Takt spielt, wunderbare Musik erzeugen kann, oder – wenn niemand den gemeinsamen Takt vorgibt – ein Chaos aus Missklängen. Der Taktgeber in unserem Organismus ist das Herz. Ein noch anschaulicheres Bild liefert ein Ruder-Achter. Würde jeder der Ruderer sein Ruder im eigenen

---

[18] WA Tiller, R McCraty, M. Atkinson *Cardiac coherence: a new, noninvasive measure of autonomic nervous system order.* In: *Altern Ther Health Med.*, 1996 Jan, 2(1), S. 52–65

Rhythmus bewegen, würde sich das Boot im Kreis drehen oder nicht vom Fleck kommen. Der Steuermann gibt für alle einen gemeinsamen Rhythmus vor und das Boot bewegt sich scheinbar mühelos in die gewünschte Richtung. Entropie oder Kohärenz, Notfallzone oder Heilungszone – wir können beeinflussen, in welche Richtung wir uns bewegen.

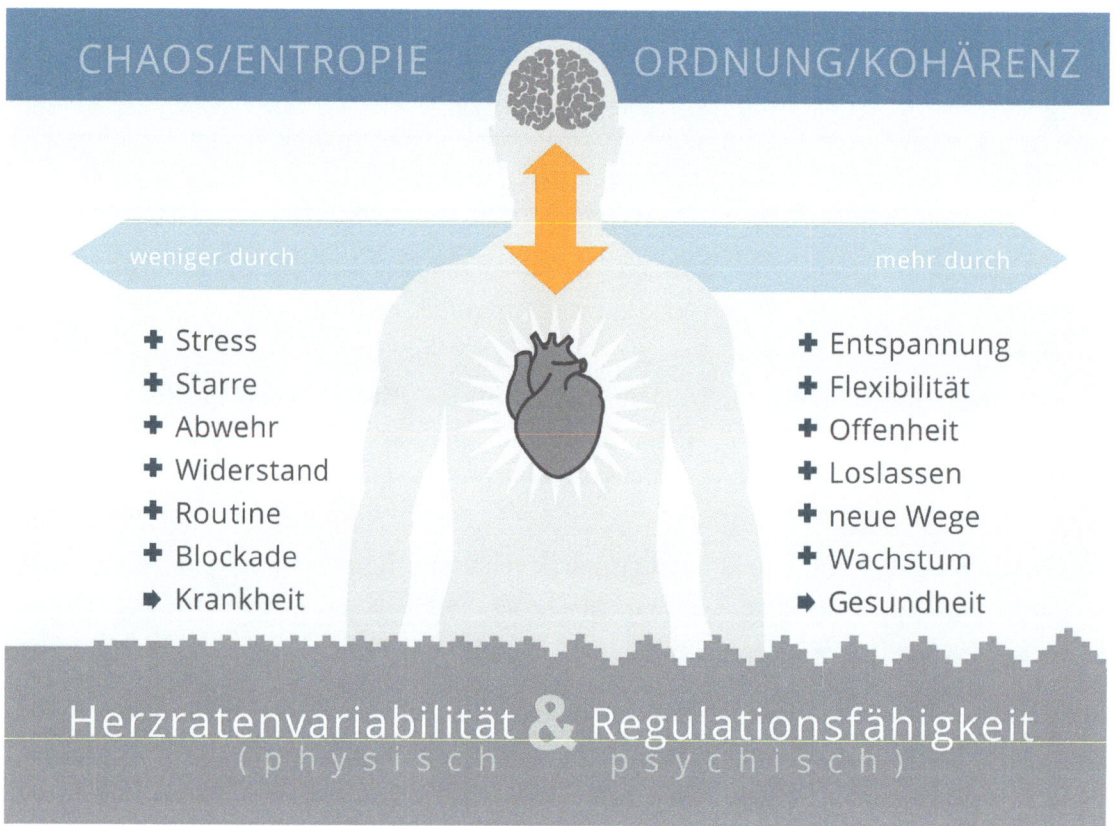

Der US-amerikanische Soziologe Aaron Antonovsky entwickelte ein auf dem "Kohärenzgefühl" basierendes Konzept der "Salutogenese"19. Salutogenese ist eine Wortschöpfung Antonovskys (von lateinisch salus = Unverletztheit, Heil und griechisch génesis = Entstehung), die er dem in der Medizin verwendeten Begriff der Pathogenese (Krankheitsentstehung) gegenüberstellen wollte, um den Fokus auf die Möglichkeit zu richten, eine Wissenschaft von der Entstehung der Gesundheit zu etablieren. Das Kohärenzgefühl bildet den Kern von Antonovskys Modell der Salutogenese, und es besteht aus drei Komponenten: Verstehbarkeit, Handhabbarkeit und Bedeutsamkeit. Das ist insofern für unseren Kontext interessant, als Antonovsky Modell uns ganz konkrete Möglichkeiten zur Stressbewältigung an die Hand gibt[20].

[19] Aaron Antonovsky, 1979: Health, stress and coping. New perspectives on physical and mental wellbeing. San Francisco

[20] Die Salutogenese wird heute in die Tradition der Stress- und Bewältigungstheorien eingeordnet, kann aber nicht Verarbeitungsmustern wie Copingstrategien gleichgesetzt werden, da es sich beim Kohärenzgefühl um ein übergeordnetes Steuerungsprinzip handelt, das die Auswahl und den Einsatz von Ressourcen und Strategien bestimmt.

Antonovskys Frage war: Warum bleiben manche Menschen gesund und andere nicht? Er hatte u. a. mit Frauen gearbeitet, die während des 2. Weltkriegs den Aufenthalt in einem Konzentrationslager unter grausamsten Bedingungen überlebt hatten und die trotzdem mental stabil waren. Antonovsky ging mit Recht davon aus, dass Stressoren ein unvermeidbarer Bestandteil der menschlichen Existenz sind, ihrer Natur nach aber eigentlich wertneutral. Wir erinnern uns an Jill Bolte Taylors 90-Sekunden-Regel: Wenn wir Stressoren und Erfahrungen nicht mit Emotionen "füttern" und aufrechterhalten bzw. verstärken, haben sie keine langfristigen Auswirkungen auf unseren Organismus. Entscheidend ist, wie wir Stressoren verarbeiten, und hier setzt Antonovskys Konzept an.

Das Kohärenzgefühl liefert manchen Menschen eine Art übergeordnete Orientierung bzw. einen Kontext, die eng mit einem Gefühl des Vertrauens verbunden sind. Vertrauen darauf, dass die Stress auslösende Situation zu bewältigen ist und letztlich in einem größeren Zusammenhang Sinn ergibt. Daraus leitet Antonovsky für eine erfolgreiche Stressbewältigung folgende Parameter ab:

1. Verstehbarkeit
Innere und äußere Stimuli sind strukturiert, vorhersehbar und erklärbar
2. Handhabbarkeit
Es stehen ausreichend Ressourcen zur Verfügung, um den Anforderungen begegnen zu können und
3. Bedeutsamkeit
Diese Anforderungen müssen in einem größeren Kontext die geforderte Anstrengung und den Einsatz von Ressourcen lohnen.

Falls diese Punkte nicht erfüllt werden, führt dies zu einem Stresssyndrom (Bewegung in Richtung Pathogenese). Eine Bewältigung des Stress auslösenden Reizes kann jedoch positive Konsequenzen haben und möglicherweise sogar zu einer Stärkung und Stabilisierung des Organismus führen (Bewegung in Richtung Salutogenese). Dies ist auch anhand der Herzratenvariabilität nachzuvollziehen; HRV-Scans zeigen im mind-over-matter-Experiment nicht zwangsläufig eine Verschlechterung der Werte, wenn man negative Emotionen erzeugt. Stehen dem Organismus genügend Ressourcen zur Verfügung, d. h. ist ein System stabil und leistungsfähig, dann kann auch ein negativer Reiz vom Organismus quasi als Herausforderung betrachtet und gut kompensiert werden. Je weniger Ressourcen und Balance jedoch vorhanden sind, desto schwerer fällt dem Organismus diese Kompensation bzw. die Rückkehr in den Ruhezustand. Man kann den Organismus übrigens tatsächlich "trainieren" und ihn so fitter für den Ausgleich von Belastungen machen.

Antonovsky ging mit seinem Modell davon aus, dass das Kohärenzgefühl über neuroimmunologische Vorgänge eine direkte Wirkung auf das psychoneuroimmunologische System hat, d. h. auf Psyche, Immunsystem und Nervensystem. Wir wissen jetzt, dass das auch bis auf die epigenetische Ebene reicht. Antonovskys Untersuchungen zeigten dabei, dass manche Menschen ein höheres Kohärenzgefühl besaßen und dass dieses Gefühl der Stimmigkeit davon abhing, wie gut die Menschen jeweils in der Lage waren, Stressbewältigungsmechanismen einzusetzen und die vorhandenen Ressourcen für den Erhalt ihrer Balance und Gesundheit einzusetzen. Man spricht heute auch von "Resilienz", d. h. der psychischen Widerstandsfähigkeit, die es für manche Menschen leichter macht, Krisen zu bewältigen und sogar daran zu wachsen. Die Bedeutsamkeit, also die Einstellung, mit der die Betroffenen einen höheren Sinn in der Situation erkennen und daraus Motivation beziehen konnten, identifizierte Antonovsky als zentrale Komponente21. Antonovskys Thesen wurden in verschiedenen Studien bestätigt, u. a. einer Studie von McSherry und Holm22, die physiologische Reaktionen wie Pulsrate und Hautwiderstand bei Studenten als Reaktion auf eine absichtlich herbeigeführte (genormte) Stresssituation maßen. Diejenigen Studenten, die laut einer vorher durchgeführten Auswertung ein höheres Kohärenzgefühl aufwiesen, reagierten signifikant weniger auf den Stress auslösenden Reiz.

Menschen mit einem hohen Kohärenzgefühl scheinen Informationen anders zu verarbeiten; mögliche Stressoren bleiben bei ihnen unterhalb der Wahrnehmungsschwelle. Das erinnert an die Mäuse- und Rattenbabys, deren Stressrezeptoren bei guter Fürsorge so eingestellt wurden, dass erst höhere Mengen an Stresshormonen Reaktionen auslösten. Wir können also Stress entweder von vornherein nicht als Stress wahrnehmen, ihn nicht mit zusätzlichen Emotionen füttern oder ihn sogar als Herausforderung betrachten, die wir bewältigen und an der wir auch noch wachsen können. Dies setzt eine hohe innere Kohärenz bzw. Sicherheit und Balance voraus – und eine positive Einstellung, mit der wir auch in einer schwierigen Situation Sinn oder Wert erkennen können. Eine finnische Studie mit Psychiatriepatienten zeigte eine deutliche Korrelation zwischen einem niedrigen Kohärenzgefühl und der Schwere psychiatrischer Symptome, eine andere den Zusammenhang mit der Entwicklung posttraumatischer Belastungsstörungen (PTBS) bei Unfallopfern23. Menschen mit einem hohen Kohärenzgefühl litten seltener an PTBS.

Antonovsky hielt Gesundheit nicht für einen passiven oder zufälligen Zustand, sondern betrachtete *Gesundheit als ein dynamisches Gleichgewicht, das immer wieder hergestellt werden muss*. Dies entspricht dem Konzept der Homöostase und dem Ansatz, dass unser System (Körper und Psyche) immer in Richtung Balance (bzw. Salutogenese) tendiert, wenn wir ihm die Möglichkeit dazu geben. Was indirekt damit ausgesagt wird, ist identisch mit der Botschaft der Epigenetik: Wir sind zum größten Teil selbst für unsere Gesundheit verantwortlich. Krankheit ist zu 70 bis 95 Prozent hausgemacht. *Mit diesem Wissen können wir unsere Gesundheit nicht mehr an Ärzte und Therapeuten "outsourcen"*, wir tragen an jedem einzelnen Tag unseres Lebens mit allem, was wir tun, denken und fühlen dazu bei. Neben

---

[21] Aaron Antonovsky, 1979: Health, stress and coping. New perspectives on physical and mental wellbeing. San Francisco

[22] Mc Sherry, W.C., Holm, J.E. 1994: Sense of coherence: its effects on psychological and physiological processes prior to, during, and after a stressful situation. Veröffentlicht in: Journal of Clinical Psychologie 50, 476 – 487

[23] Frommberger U. u.a. 1998. Der Einfluss des Kohärenzgefühls auf die Entwicklung posttraumatischer Belastungsstörungen nach Verkehrsunfällen. Veröffentlicht in: Schüffel Wolf ram u. a. (Hg): Handbuch der Salutogenese. Wiesbaden 337 – 340

Stressreduktion hat sich Kohärenz als weiterer Faktor dafür erwiesen, wie wir unseren Organismus in Richtung Heilungszone bewegen können. Dies lässt sich wieder wissenschaftlich belegen und ebenfalls mit Untersuchungen der Herzratenvariabilität darstellen.

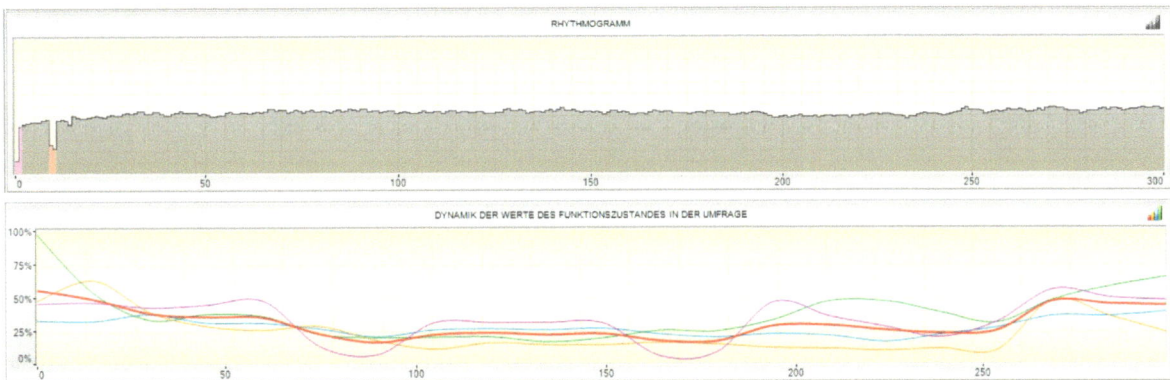

In der Abbildung oben sehen wie wieder eine HRV-Messung und im oberen Bereich die Darstellung als Rhythmogramm. Die Kurvendarstellung darunter schlüsselt die Werte weiter auf[24]. Jede der Kurven steht für einen der Faktoren, welche die Herzratenvariabilität beeinflussen: grün für das vegetative und gelb für das zentrale Nervensystem, blau für die Adaptions-/ Anpassungsfähigkeit des Organismus und pink für den psychoemotionalen Zustand. Die rote Kurve bildet den berechneten Mittelwert der vier Faktoren und wird wieder als 'Gesamtgesundheitsindex' angegeben.

Die geringe Variabilität des Rhythmogramms sowie der durchgehend niedrige Verlauf der blauen Kurve zeigen eine eingeschränkte Herzratenvariabilität des Probanden an. Der Verlauf aller Kurven zeigt deutliche Schwankungen im Verlauf der 5-Minuten-Messung, d. h. eine verringerte Kohärenz, und bewegt sich insgesamt auf einem relativ niedrigen Niveau. In den Begriffen Entropie und Kohärenz ausgedrückt zeigt die HRV-Messung ein System mit tendenziell wenig Energie und Ressourcen, einer geringen Kohärenz und entsprechend höheren Energiewerten. Solche Messungen sind typisch für Menschen, die schon länger mit einem zu hohen Stresslevel leben, jedoch noch ausreichend Ressourcen haben, um die Situation einigermaßen ausgleichen zu können. Das System ist einigermaßen stabil, bewegt sich aber insgesamt in Richtung Entropie/ Chaos und Überlebenszone.

---

[24] Auswertung mit Nilas MV Herzratenvariabilität und fraktaler Neurodynamik

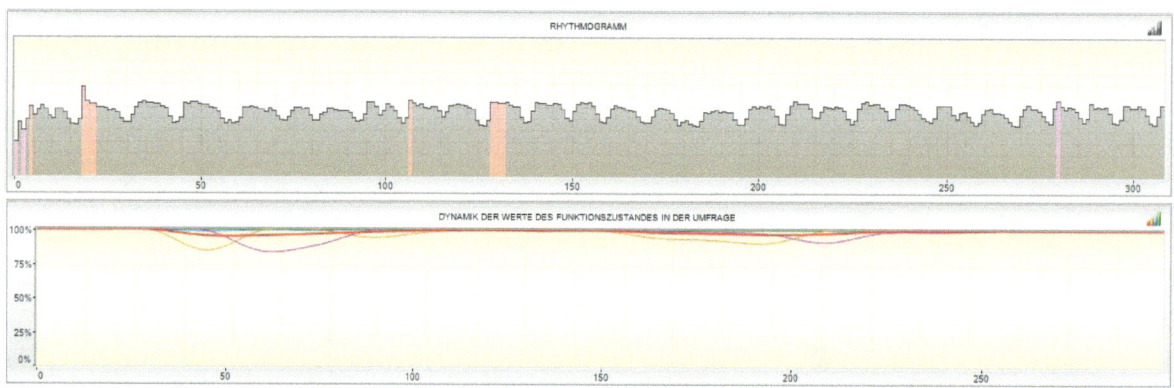

Zum Vergleich: In der oben abgebildeten Auswertung oben sehen wir die HRV-Scandaten einer anderen Probandin in einem sehr hohen Zustand der Kohärenz. Besonders auffällig ist die Kurvendarstellung der unteren Grafik: Die Kurven "kleben" quasi alle an der oberen Maximallinie. Nach anfänglichen leichten Schwankungen liegen die einzelnen Linien direkt übereinander. Dies ist der Zustand maximaler Kohärenz, wie er normalerweise nur in tiefen Meditationszuständen erreicht wird.

Dass sich diese hohe Kohärenz unmittelbar in einem guten Gesundheitszustand (Salutogenese) widerspiegelt, belegen die weiteren Scanauswertungen derselben HRV-Messung (auf dieser und der nächsten Seite).

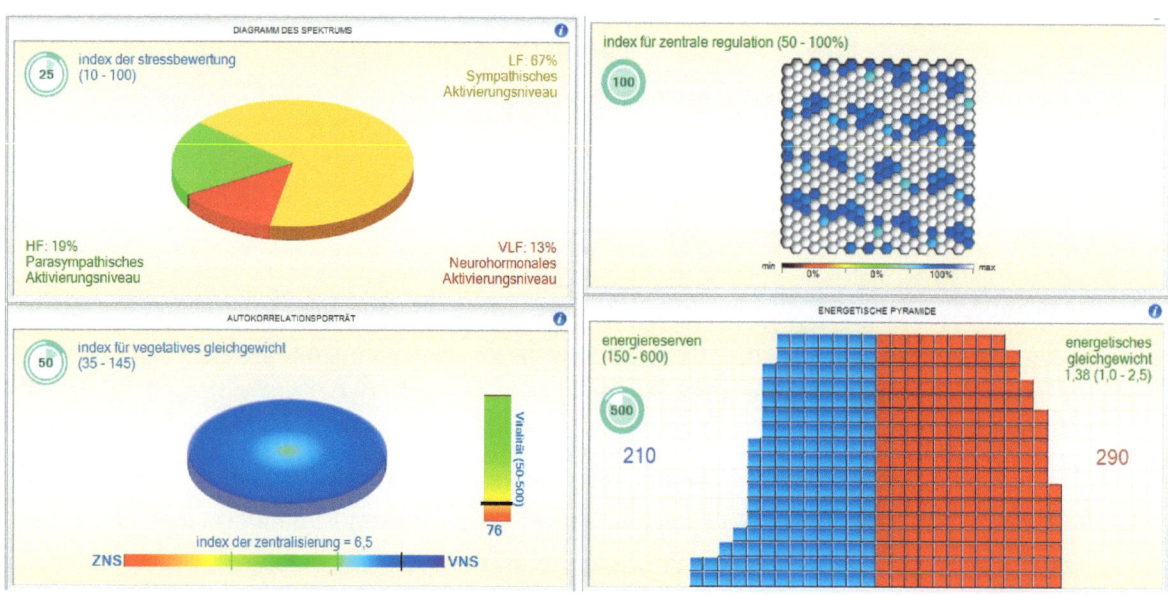

Das "Stress-System" dieser Klientin funktioniert ausgezeichnet; die Ausgleichsfähigkeit für Stress (Abb. oben, links unten) ist optimal, auch die Energiereserven (Abb. rechts daneben). Entsprechend gut sind die Werte für den Allgemeinzustand des Organismus auf systemischer Ebene (Abb. rechts oben), die den Maximalwert erreichen.

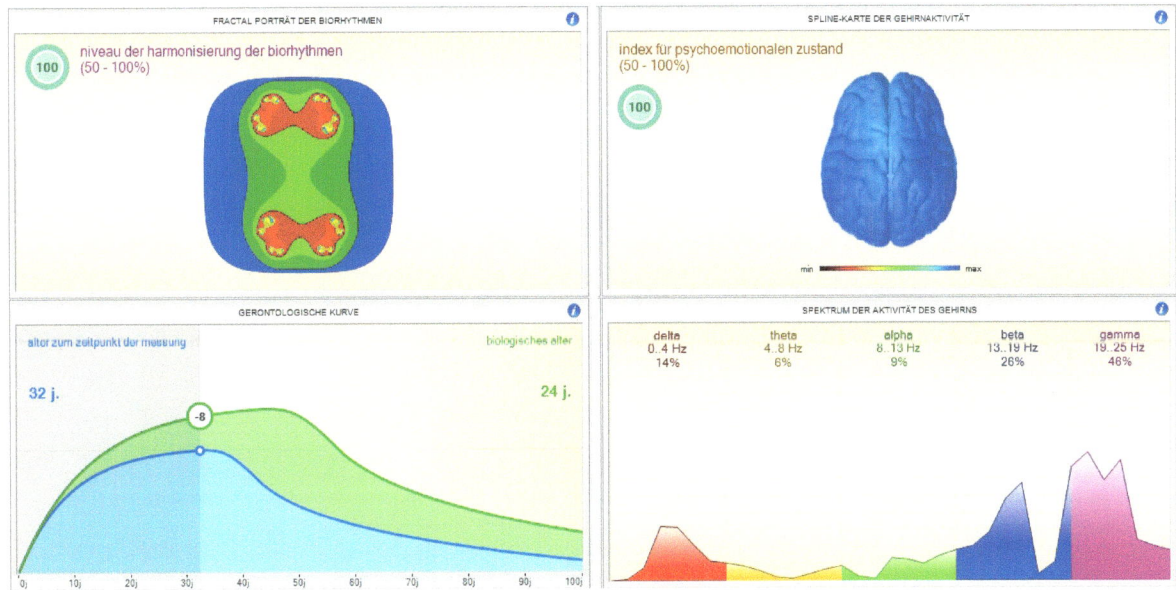

Die extrem hohe Kohärenz wird u. a. in der HRV-Auswertung der Gehirnwellenaktivität sichtbar (Abbildung rechts oben). Als Folge liegt die Synchronisation der Bioryhthmen ebenfalls bei 100%, entsprechend ist das biologische Alter deutlich verringert.

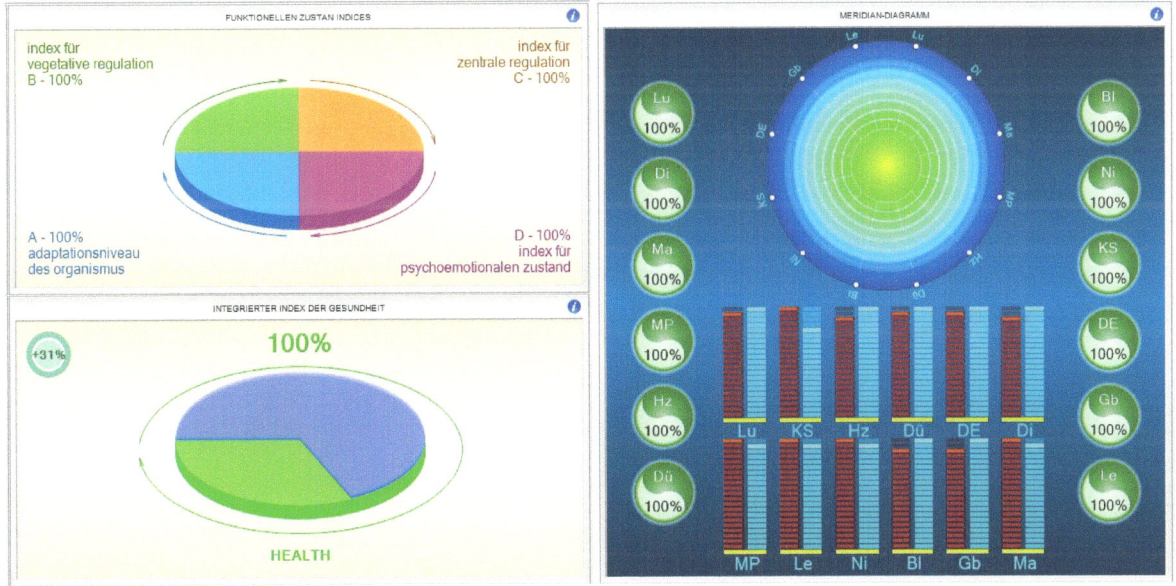

Alle Werte der Klientin liegen deutlich im Normbereich und jeder Parameter zeigt die Auswirkungen der tiefen Kohärenzzustände an. Der Gesamtgesundheitszustand ist mit 100% berechnet, und auch alle Meridiane (die zusammen ebenfalls die systemische Ebene wider-spiegeln) liegen bei 100%.

Die Klientin hatte übrigens 3 Jahre vorher einen Burnout. Das zeigt, wie reversibel Belas-tungen und die daraus resultierenden körperlichen Folgen sein können, wenn der Organismus die Möglichkeit erhält, in einen kohärenten und damit stressfreien Zustand überzugehen, Ressourcen aufzubauen und in die Heilungszone zu gelangen. Den HRV-Auswertungen nach gibt es übrigens tatsächlich so etwas wie eine "körpereigene Intelligenz". Die neuen Ressourcen werden bei jedem Menschen völlig individuell eingesetzt; nämlich da wo Energie und Ressourcen am Dringendsten benötigt werden; dies ist in den Scan-Auswertungen deutlich zu sehen. Die Homöostase aufrechtzuerhalten oder wiederzuerlangen, benötigt Energie; Energie, die wir nicht zur Verfügung haben, solange wir im Stressmodus sind und alle Ressourcen zum Überleben eingesetzt werden. Vielleicht ist es wirklich so einfach, dass wir Heilung unserem Körper überlassen können, also nicht lokal oder gerichtet eingreifen müssen. Ausreichend Ressourcen, Ruhe und Zeit ist das, was der Organismus benötigt, um Selbstregulationsprozesse in Gang zu setzen, die bis auf epigenetische Ebene reichen. Selbstheilung ist immer Selbstregulation. Und die geschieht von selbst und auf genau die Weise, wie unser Körper es braucht, wenn wir uns in der Heilungszone befinden.

Fast alle Auswertungsparameter des HRV-Scans dieser Klientin liegen beim absoluten Maximum. *Dies ist die Macht der Kohärenz*. Eine höhere Kohärenz bzw. der Übergang in die Heilungszone ist – wie sich mit einem HRV-Scan leicht zeigen lässt – tatsächlich nur etwa 5 Atemzüge von Ihnen entfernt. Das nächste Kapitel zeigt, wie das auch für Sie funktioniert.

6. Denken ist das neue Vitamin C

Vor einigen Jahren saß ich in Holland in einem Businessmeeting und schickte eine SMS an meinen Bruder, der Arzt ist: "Ich habe gerade meinen Blutdruck gemessen und die Werte sind 234 zu 162. Nicht so gut, oder?" Er simste zurück: "Bist Du wahnsinnig? Mit diesen Werten gehörst Du eigentlich ins Krankenhaus!". Ich schrieb ihm: "Bin in einem Meeting, kann nicht weg, ich kümmere mich später drum."

Mit diesem letzten kurzen Satz habe ich drei der am häufigsten benutzten Strategien im Umgang mit Stress verwendet: *Warnsignale ignorieren, die Situation nicht verändern und jegliche Konsequenzen aufschieben.* Das kann äußerst gefährliche Folgen haben; dabei wäre Hilfe jederzeit zur Hand. Zeit, uns den Parasympatikus, unseren Superhelden, noch einmal anzusehen:

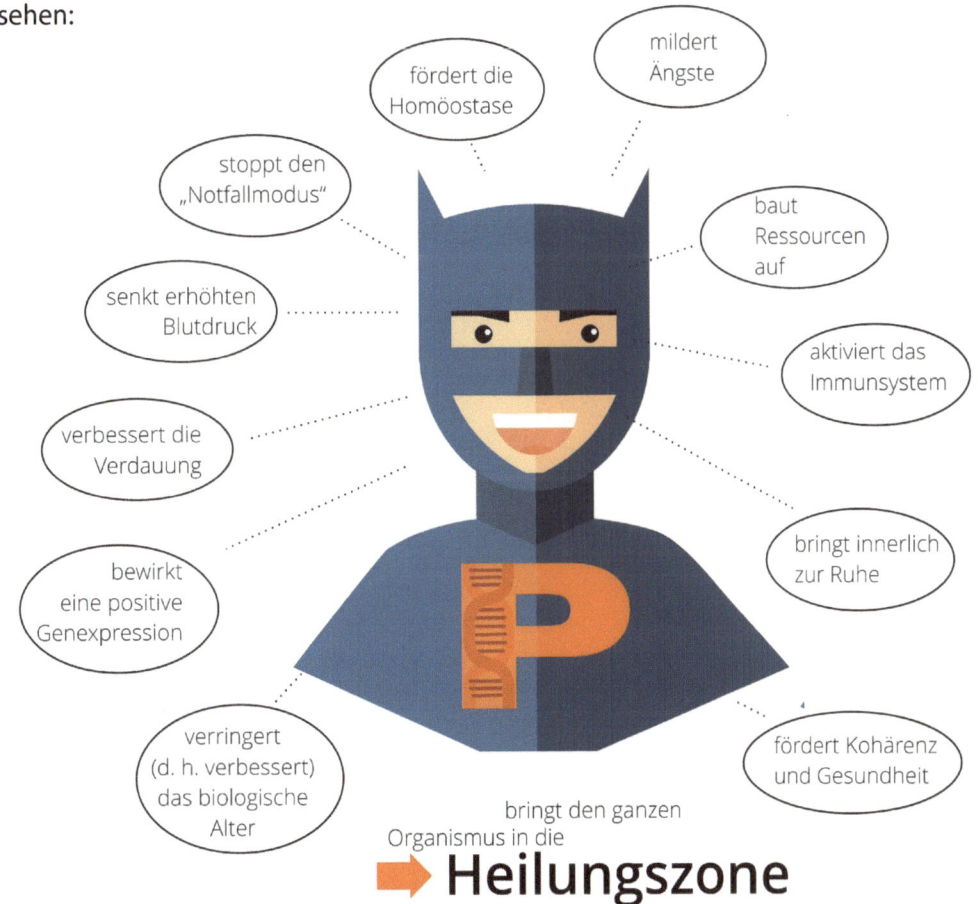

fördert die Homöostase

mildert Ängste

stoppt den „Notfallmodus"

baut Ressourcen auf

senkt erhöhten Blutdruck

aktiviert das Immunsystem

verbessert die Verdauung

bringt innerlich zur Ruhe

bewirkt eine positive Genexpression

verringert (d. h. verbessert) das biologische Alter

fördert Kohärenz und Gesundheit

bringt den ganzen Organismus in die

➡ **Heilungszone**

Wenn wir den Parasympathikus aktivieren, beamen wir uns innerhalb von Sekunden aus der Stress- in die Heilungszone. Unser Organismus schaltet nicht mehr automatisch auf parasympathische Aktivität um, wenn unser "Stress-System" zu lange überfordert war, oder wenn wir mit denselben alten Einstellungen an die Stressoren in unserer Umgebung herangehen. Aber es gibt zwei Möglichkeiten, mit denen wir jederzeit bewusst auf den Parasympathikus umschalten und damit Superkräfte aktivieren können: durch Meditation und Atmung.

Anna Wise war eine der Forscherinnen, die im Team um C. Maxwell Cade die Auswirkung von Meditation auf die Gehirnwellen erforscht haben. Anna Wise lehrte jahrzehntelang Meditation, nicht nur für die persönliche Weiterentwicklung, sondern auch zur Verbesserung der Gesundheit. In einem ihrer Bücher[25] beschreibt sie, wie sie im Rahmen ihrer Studien bei einem Mann die Gehirnwellen aufzeichnete, der selbst von sich sagte, dass er seit Jahrzehnten täglich eine Stunde meditiere. Als sie sein EEG betrachtete, stellte sie fest, dass dieser Mann kein einziges Mal tiefere Gehirnwellenbereiche erreicht hatte, wie sie bei einer Meditation auftreten. Wie sie schreibt, hatte dieser Mann jahrzehntelang lediglich täglich eine Stunde dagesessen und gedacht.

Meditation ist ein Zustand, in dem wir nicht mehr denken und uns jenseits unseres Egos bewegen. Das fällt in unserer Kultur vielen Menschen schwer, zumal wir ohne Geräte kein Feedback erhalten, ob wir uns in wirklicher Meditation befinden oder nicht. Vor einigen Monaten kam ein Klient zu mir, der ebenfalls von sich sagte, dass er jeden Tag meditieren würde. Jedoch war schon während der ersten Minute seines HRV-Scans sehen, dass das nicht der Fall sein konnte, dazu waren seine Werte durchgehend deutlich zu schlecht. Und auch während seines fünfminütigen Scans, in dem Menschen mit Meditationserfahrung fast automatisch in Kohärenzzustände hinübergleiten, war bei ihm keinerlei Kohärenz festzustellen. Er war jemand, wie in Anna Wise's Beispiel, der nur dachte, er würde meditieren.

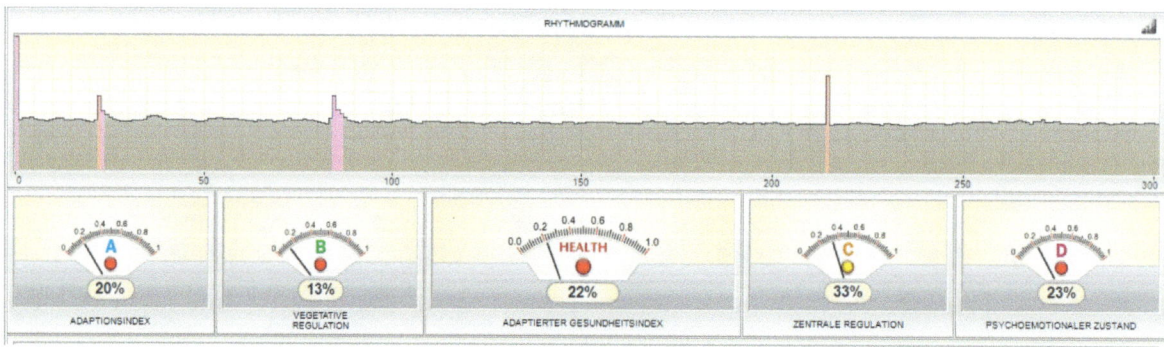

In der oben abgebildeten Auswertung ist keine Kohärenz zu erkennen, und auch nicht die hohen, breiten Zacken im Rhythmogramm, die auf die Kohärenzphasen der Herzratenvariabilität hinweisen würden, die im Zustand der Meditation auftreten. Der Wert des Gesamtgesundheitsindex liegt bei lediglich 22%.

---

[25] Anna Wise; Awakening the Mind: A Guide to Harnessing the Power of Your Brainwaves: A Guide of Mastering the Power of Your Brain Waves; TarcherPerigee, 2002

Ich machte auch mit ihm den mind-over-matter-Test, wobei ich die Versuchsanordnung etwas modifizierte. Ich zeigte ihm zwei meiner Entspannungstechniken, und wir vereinbarten, dass er die ersten 100 Herzschläge lang seine eigene Meditationstechnik anwenden solle, und dann jeweils für 100 Herzschläge eine meiner Techniken. Anschließend könne er anhand der Messdaten selbst entscheiden, welche Meditation er in Zukunft praktizieren wolle.

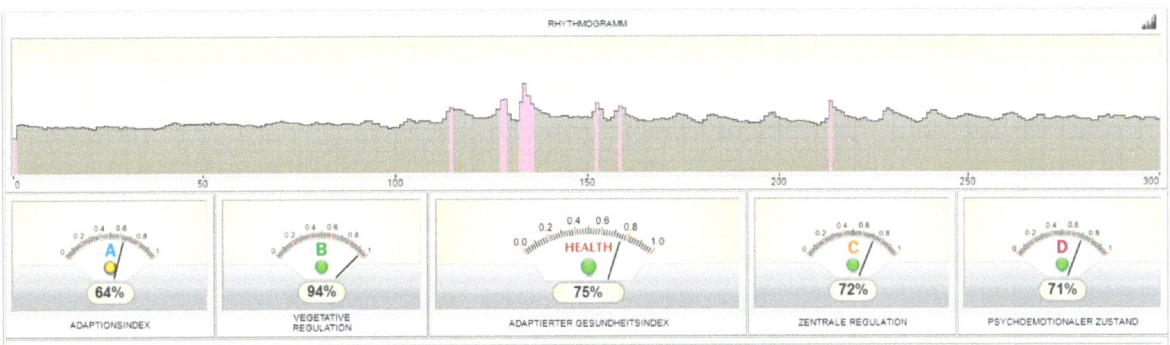

In der Abbildung oben sehen wir, wie das Herz des Klienten (wieder in Echtzeit) auf die veränderten Zustände reagiert. Wie ich aufgrund des Erstscans erwartet hatte, unterschieden sich die Herzratenvariabilität bzw. Kohärenz der ersten 100 Herzschläge, die der Klient in seiner Form der "Meditation" verbrachte, nicht von den Werten seines ersten HRV-Scans ohne Meditation. Meine Techniken dagegen zeigten, auch wenn sie völlig neu für ihn waren, deutliche Verbesserungen. Auch wenn das Rhythmogramm sehr unruhig ist, bilden sich doch klare Zacken aus; man sieht quasi, wie der Organismus während der Kurzmeditationen versucht, einen neuen Rhythmus zu finden. Alle Werte haben sich verdoppelt. Der Wert für die vegetative Regulation, also das autonome Nervensystem, ist von 13% auf 94% angestiegen und der Wert für die zentrale Regulation von 33% auf 72%.

Wie bereits beschrieben, sind das Nervensystem (vegetativ und autonom), das Immunsystem und die Psyche so eng miteinander verbunden, dass sie zu einem Fachbereich, der Psychoneuroimmunologie zusammengefasst werden. Entsprechend weitreichend sind die Veränderungen, die sich hier durch die neuen Werte andeuten. Diesmal liegt kein Coaching zwischen den Tests, der Meditationstest wurde nur wenige Minuten nach dem Erstscan durchgeführt. *Wir sehen hier also direkt die signifikanten Auswirkungen von Meditation auf den Organismus.* Beziehungsweise die Auswirkungen der Stressreduktion und der erhöhten Kohärenz, die mit Meditation einhergehen. Als Durchschnittswert hat sich der adaptierte Gesundheitsindex, also der aus der HRV-Messung berechnete Durchschnittswert der allgemeinen Gesundheit, innerhalb von lediglich ca. fünf Minuten von 22 auf 75 Prozent verbessert.

Die oben angewandten Techniken sind leicht täglich, auch zwischendrin, für jeden Menschen durchführbar. Wie alles, was der Gesundheit zugute kommt, sollte man sie natürlich regelmäßig anwenden, um optimale Ergebnisse zu erzielen. Aber ich habe in meinen HRV-Messungen immer wieder festgestellt, dass *schon eine Minute Entspannung bzw. fünf tiefe, "passive" Atemzüge einen deutlichen Unterschied für die Stressreduktion und die Kohärenz machen.* Ich habe mir angewöhnt, diese Techniken regelmäßig und bewusst auch immer dann anzuwenden, wenn normalerweise mein Stresslevel steigen würde – z. B. wenn ich in einer Telefonhotline in der Warteschleife hänge, wegen eines verspäteten Zugs auf einem kalten Bahnhof stehe oder an der Supermarktkasse warten muss. Ich *entscheide* mich dann bewusst, mich nicht von der Situation stressen zu lassen, sondern die Zeit zu nutzen, um mir etwas Gutes zu tun. In diesem Fall sind meine Gedanken nicht schädlich ("immer lande ich in der Warteschleife", "dauernd haben die blöden Züge Verspätung", "nie machen sie genügend Kassen auf"), sondern werden zu "meinem Vitamin C", da sie mich in Kohärenz bzw. Entspannung und damit direkt in die Heilungszone bringen. Auch (oder gerade) in stressigen Zeiten kann man die Entspannungsübungen dazwischenschalten und so das Stresslevel in kürzester Zeit senken und dem Organismus eine buchstäbliche Atempause verschaffen. Zehn sehr langsame, tiefe Atemzüge (siehe nächste Seite) entsprechen übrigens etwa den 90 Sekunden, nach denen laut Jill Bolte Taylor auf körperlicher Ebene negative Emotionen wieder abgebaut sind.

Hier ist Ihr "mentales Vitamin C" für den Weg in die Heilungszone:

1. Superschnelle Entspannungsmeditation

Diese Meditationstechnik stammt von Anna Wise. Wie sie beschreibt, bedeutet Denken quasi, ständig ein Selbstgespräch zu führen. Und wir denken ständig, wie gesagt, überwiegend negative, sich wiederholende Gedanken. Denken bedeutet auch, nicht in der Gegenwart zu sein: Wer Angst hat, "lebt" in der Zukunft, wer Depressionen hat, klebt an der Vergangenheit. Beide Emotionen sind ebenso wie die Wörter "nie", "immer" etc. Hinweise, mit denen wir uns selbst dabei ertappen können, wie wir unsere Gedanken gegen uns einsetzen und uns mit ihnen direkt in die Notfallzone katapultieren.

Meditation führt uns wieder in die Gegenwart zurück und beamt uns in die Heilungszone. Anna Wise beschreibt eine ganz einfache Technik, um die Selbstgespräche zu beenden und uns in einen meditativen Zustand jenseits von Stress, Notfallmodus und Ego zu bringen:

Setzen oder legen Sie sich mit geschlossenen Augen hin und konzentrieren Sie sich nur darauf, Ihre Zunge nicht zu bewegen.

Das ist alles. Denn auch wenn wir nur denken, bewegen wir ganz leicht die Zunge, so als würden wir mit uns selbst sprechen. Ohne die Mikrobewegungen der Zunge, die bei "gedanklichen Selbstgesprächen" entstehen, stoppt unser Gedankenkarussell, und wir kommen zur Ruhe. Ohne HRV-Scan können Sie das überprüfen, indem Sie (möglichst ohne viel zu denken) auf Ihren Atem achten. Stressatmung ist eine Art flache, schnelle Hechel-atmung. Wenn Sie sich entspannen und sich Ihr Geist in Richtung Meditation bewegt, wird Ihr Atem ganz von selbst langsamer, ruhiger und tiefer werden, und Sie werden tiefer in Ihren Bauch atmen.

HRV-Scans zeigen, wie das Stresslevel sofort sinkt und die Kohärenz erhöht wird (wie im mittleren Bereich des mind-over-matter-Tests im Beispiel des letzten Klienten). Studien zeigen, dass Meditation auch auf epigenetischer Ebene Veränderungen bewirkt, und zwar sowohl bei Meditationsanfängern (mehr als 1500 Gene) als auch bei erfahrenen Meditierenden (mehr als 2200 Gene)[26]. Dabei waren sowohl Gene herunterreguliert, die mit Stress zu tun haben, als auch Gene hochreguliert worden, die mit Gesundheit zu tun haben – praktizierte Salutogenese sozusagen.

Schon eine einzige Meditationssitzung hatte Gene hochreguliert, die mit der Immunfunktionen und dem Energiestoffwechsel verbunden sind.[27] Dies lässt sich auch in den HRV-Scans nachvollziehen.

2. Tiefenentspannungs-Atemtechnik

Sie können auch ein ganz einfaches Werkzeug benutzen, um sich in die Heilungszone zu beamen: Ihren Atem. Dies war beim obigen mind-over-matter-Experiment die dritte Phase, die mit den besten Werten.

Unser Herzschlag wird vom vegetativen Nervensystem gesteuert, deshalb können wir ihn nicht bewusst beeinflussen, ebenso wenig wie die Ausschüttung von Stresshormonen. Was wir jedoch beeinflussen können, ist unser Atemrhythmus; und der ist so eng mit unserem Herzen verbunden, dass wir mit bewusster Tiefenatmung Herz und Atmung synchronisieren, d. h. in Kohärenz bringen können. Sie erinnern sich an das Wikipedia-Zitat? "Festgestellt wurde, dass bei so komplexen Reaktionen wie Liebe und Dankbarkeit [...] eine messbare Synchronisation der Rhythmen von Herz und Atmung [...] erfolgt." Sie können diese Kohärenz also auf zweierlei Weise erzeugen: Sie sind von ganzem Herzen glücklich (s. u.), und Ihre Herzratenvariabilität wird höchste Kohärenzzustände erreichen und Sie weit in die Heilungszone bringen. Oder Sie können mit kontrollierter Tiefenatmung Kohärenz.

Teil des Kampf-oder-Flucht-Mechanismus ist der schnelle, flache Atemrhythmus, der nur die oberen Lungenbereiche füllt. Die Luft wird dabei aktiv eingeatmet. Für die Tiefenentspannungs-Atemtechnik kehren wir das einfach um, Sie atmen aktiv und bewusst aus. Und sofort wird Ihr Parasympathikus aktiviert, Ihr Stresslevel heruntergefahren, und nach ein paar Atemzügen landen Sie, wie man in den HRV-Scans leicht sehen kann, in der Heilungszone. Auch diese Technik ist ganz einfach:

---

[26] Dusek JA, Otu HH, Wohlhueter AL, Bhasin M, Zerbini LF, Joseph MG, Benson H, Libermann TA: Genomic counter-stress changes induced by the relaxation response; veröffentlicht in: PLoS One. 2008 Jul 2;3(7):e2576.

[27] Bhasin MK[1], Dusek JA, Chang BH, Joseph MG, Denninger JW, Fricchione GL, Benson H, Libermann TA: Relaxation response induces temporal transcriptome changes in energy metabolism, insulin secretion and inflammatory pathways; veröffentlicht in: PLoS One. 2013 May 1;8(5):e62817

Atmen Sie bewusst und ganz langsam aus. Wichtig ist, keinerlei Ehrgeiz an den Tag zu legen und zu pressen oder etwas erzwingen zu wollen. Lassen Sie den Atem einfach ganz bewusst und ganz langsam aus sich herausfließen – und noch ein bisschen weiter – und noch ein bisschen. Irgendwann wird Ihr Körper dringend Sauerstoff brauchen und Sie werden automatisch (und passiv) einatmen. Lassen Sie die Luft dabei ebenso mühelos wieder in Ihre Lunge hineinfließen, wie sie herausgeflossen ist. Kontrollieren Sie das Einatmen nicht. Ihre Lungen werden sich von unten nach oben füllen. Seien Sie ganz sanft mit sich. Wenn die Lunge ganz mit Luft gefüllt ist, fangen Sie wieder an, ganz bewusst und langsam auszuatmen. Konzentrieren Sie sich auf Ihren Atem, und Ihre Gedanken werden ganz von selbst zur Ruhe kommen.

Beginnen Sie mit fünf tiefen Atemzügen. Steigern Sie die Anzahl langsam. Seien Sie dabei ganz sanft mit sich. Finden Sie Ihren Rhythmus, spüren Sie, was sich in Ihrem Körper abspielt. Es dreht sich nur um Sie. Theoretisch atmen Sie besser durch die Nase ein und den leicht geöffneten Mund wieder aus, aber das alles ist nicht wichtig bzw. kommt irgendwann von allein. Atmen Sie so, wie es sich gut für Sie anfühlt, im Stehen, Liegen oder Sitzen. Schon wenige Atemzüge mobilisieren Ihre Superkräfte.

Wenn Sie schon eine gewisse Übung mit der Atemtechnik haben, können Sie die Übung noch intensivieren, indem Sie ein paar Varianten ausprobieren:

- entspannen Sie bei jedem Ausatmen die Schultern ... den Nacken ... die Arme ... den oberen Rücken ... den unteren Rücken usw. Lassen Sie alle Anspannungen mit dem Atem aus sich herausfließen.
- wenn Sie unerwünschte Emotionen loswerden wollen, stellen Sie sich bei jedem Ausatmen vor, wie Wut, Traurigkeit, Bitterkeit etc. Ihren Körper und Ihre Gedanken verlassen.
- stellen Sie sich vor, Sie stehen am Meer und schauen zu, wie die Wellen an den Strand spülen. Atmen Sie im Rhythmus der Wellen: Wenn sich das Meer zurückzieht, atmen Sie aus. Wenn die Wellen auf Sie zuströmen, atmen Sie ein.
- lassen Sie dunkle Gedanken, Gefühle, Erinnerungen mit jedem tiefen Atemzug aus sich herausfließen. Lassen Sie mit jedem Einatmen helles oder goldenes Licht in sich hineinfließen.
- versuchen Sie, mit Ihrem Herzen zu atmen. Lassen Sie den Atem beim Einatmen bis in Ihr Herz fließen und spüren Sie, wie es weit wird. Werden Sie mit jedem Atemzug ein bisschen glücklicher.

Eine weitere schnelle Möglichkeit, das Stresslevel zu senken und die Kohärenz zu erhöhen ist auch einfach zu lächeln. Wenn Ihnen nicht nach Lächeln zumute ist, ziehen Sie einfach Ihre Mundwinkel nach oben, der Effekt ist fast derselbe. Versuchen Sie einmal, mit hochgezogenen Mundwinkeln, ärgerlich die Stirn zu runzeln – das funktioniert nämlich nicht. Lächeln vertreibt also sofort negative Gedanken. Eine nette Nebenwirkung dieser Technik ist, dass Sie Lächeln und Freundlichkeit zurückerhalten, wenn Sie andere Menschen anlächeln. Untersuchungen haben gezeigt, dass fast alle Menschen zurücklächeln, wenn Sie angelächelt werden. Sie tun dann nicht nur etwas für Ihre eigenen epigenetischen Genprogrammierungen, sondern gleich auch für die Ihres Gegenübers.

Ich habe in den letzten Jahren Hunderte von Menschen mit meinem HRV-Scanner gescannt und mit ihnen ihre Werte, ihre Stressbelastung, deren Hintergründe und Lösungsansätze betrachtet. Dabei hat sich eine überraschende Tatsache herausgestellt. Überraschend war nicht das Thema an sich, sondern die absolute Eindeutigkeit, mit der die Werte der Herzfrequenzvariabilität aller Klienten dies widergespiegelt haben. *Menschen, die ihrem Herzen folgen, haben durchgehend deutlich bessere Werte als alle, die nicht so leben, wie es ihrer Natur und ihrem Herzen eigentlich entspräche.*

Je sensibler ein Mensch ist, desto stärker leidet er und sein Organismus darunter. In "seiner eigenen Mitte" zu sein ist lediglich eine andere Umschreibung für Kohärenz. Auf physikalischer Ebene ist unser Herz der größte Taktgeber (es erzeugt ein mehrere Meter großes elektromagnetisches Feld) und sollte eigentlich der Dirigent unserer inneren Sinfonie und unseres Lebens sein. Überhören wir die Botschaft unseres Herzens, sind wir nicht in Kohärenz mit uns selbst und geraten automatisch in eine Zone von negativen Gefühlen, Widerstand und Stress – und damit auf Dauer in den Notfallmodus und die Notfallzone.
Diese Botschaft klingt fast zu banal. Sie lässt sich jedoch, wie gesagt, anhand zahlloser HRV-Scans belegen; das würde allerdings den Rahmen dieses Buches sprengen.

Finden Sie selbst heraus, was für Sie am besten funktioniert. Mit einer Freundin habe ich alle meine Techniken durchprobiert, und nichts zeigte im HRV-Scan wirklich hohe Kohärenzwerte. Sie fand die Lösung selbst: Tanzen. Das war das, was bei ihr wirklich Freude und Glück (und damit Kohärenz) auslöste, was sich dann auch eindeutig in ihrem HRV-Scan zeigte.

Die einfache Botschaft ist die: Denken in unseren alten Bahnen bringt uns in Stress und die Notfallzone; als Folge bleiben wir in unseren alten Mustern hängen. Wir können unsere Gedanken jedoch auch bewusst dazu einsetzen, diese automatischen Mechanismen zu durchbrechen und uns in die Heilungszone zu versetzen. Sie liegt nur etwa fünf Atemzüge von uns entfernt.

7. Veränderung

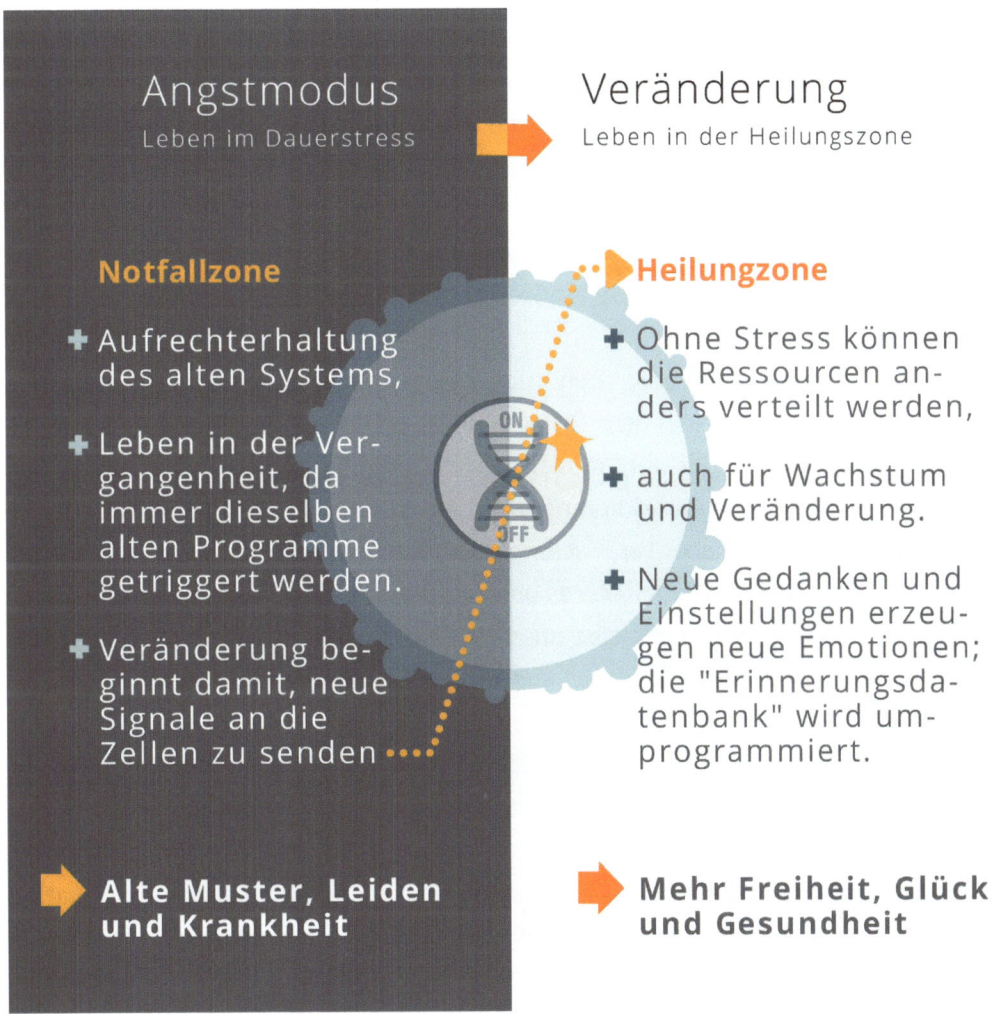

Angstmodus
Leben im Dauerstress

Veränderung
Leben in der Heilungszone

Notfallzone

+ Aufrechterhaltung des alten Systems,

+ Leben in der Vergangenheit, da immer dieselben alten Programme getriggert werden.

+ Veränderung beginnt damit, neue Signale an die Zellen zu senden

Alte Muster, Leiden und Krankheit

Heilungzone

+ Ohne Stress können die Ressourcen anders verteilt werden,

+ auch für Wachstum und Veränderung.

+ Neue Gedanken und Einstellungen erzeugen neue Emotionen; die "Erinnerungsdatenbank" wird umprogrammiert.

Mehr Freiheit, Glück und Gesundheit

Dies ist kein Buch darüber, wie Sie spezifische Krankheiten heilen können; das wäre ein noch komplexeres Thema. Ziel dieses Buches ist es, die *Basis* für eine weitreichende Heilung zu legen, nämlich die Notfallzone zu verlassen und sich in die Heilungszone zu begeben. Denn es ist tatsächlich möglich, sich mit den im vorigen Kapiteln beschriebenen Techniken innerhalb von Sekunden auf den Parasympathikus umzuschalten und sich in die Heilungszone zu beamen. Das zu praktizieren, kann viel Leid ersparen und dürfte auch letztlich zahlreiche Leben retten – denn ca. 70 Prozent aller Krankheiten müssten gar nicht erst entstehen. Für diejenigen, die bereits erkrankt sind, ist es noch wichtiger, vom massiven Ressourcenverbrauch des Notfallmodus auf den Ressourcenzugewinn in der Heilungszone umzuschalten. Heilung ist nur möglich, wenn Energie und Ressourcen vorhanden sind. Die hier beschriebenen Techniken ersetzen keine Therapie, aber sie sind die beste Basis für jegliche Form von Therapie. Und sie sind etwas, das selbst der beste Arzt oder Therapeut nicht für Sie tun kann.

Die beschriebenen Entspannungsübungen ins tägliche Leben zu integrieren, ist leicht, mühelos und fühlt sich gut an, man muss es nur tun. Vielleicht macht folgender Aspekt die Entscheidung (für ein besseres Leben, für die Heilungszone) leichter: Grundlegend gibt es zwei Modi, in denen sich unser Organismus befinden kann: den Angstmodus und den Veränderungsmodus. Es gibt so gut wie keine Grauzone, denn solange unser Organismus auf Notfallmodus programmiert ist, stehen keine Ressourcen für Dinge zur Verfügung, die nicht überlebensnotwendig sind. Dazu gehören nicht 'nur' unsere Gesundheit, sondern auch alles, was mit Wachstum, Veränderung oder Entwicklung zu tun hat. Solange wir im Angst- oder Notfallmodus sind, leben wir ein sehr eingeschränktes Leben.

Wir leben dann quasi auch ein Leben in der Vergangenheit. Der Notfallmodus ist bildhaft vielleicht vergleichbar mit einer Schockstarre, dem Reh im Scheinwerferlicht. Ein Organismus im Notfallmodus operiert mit stark reduzierten Reserven, deshalb werden alte Systeme und Strukturen aufrecht erhalten und Veränderung vermieden. *Die vom Notfallmodus bestimmte Notfallzone zu verlassen, macht Veränderung überhaupt erst möglich.* Jeder, der sich ein freieres, gesünderes, glücklicheres, leichteres und erfüllteres Leben wünscht, wird es nur jenseits der Notfallzone finden. Gesundheit ist quasi 'nur' der Sonderbonus, den es automatisch mit dazugibt; eine Art erwünschte Nebenwirkung.

Solange wir uns im Notfallmodus befinden, leben wir quasi in der Vergangenheit. Wir können ja keine neuen Erfahrungen machen (das wäre Veränderung); wir leben in unseren alten Mustern und Ängsten, unser limbisches System stellt weiterhin Verbindungen zu alten Erfahrungen und Verletzungen her, und da wir auch neuen Menschen und Situationen mit unseren alten Einstellungen und Prägungen begegnen, wiederholen wir mit ihnen das, was wir in der Vergangenheit bereits erlebt haben. Dies bildet eine endlose Feedbackschleife – die uns darin bestärkt, dass die Welt ein schlechter Ort ist, dem man mit Angst und Misstrauen begegnen muss. Im Englischen nennt man das "self-fulfilling prophecies", sich selbst erfüllende Prophezeiungen, denn wir erhalten bzw. erleben, was wir erwarten.

Neal Donald Walsch hat einmal gesagt, Leben beginne da, wo die Komfortzone endet. Veränderung ist unbequem. Wir sind das Leben im Stress- und Angstmodus so gewohnt, dass sich alles andere seltsam oder vielleicht falsch, meist aber einfach unbequem oder 'unkomfortabel' anfühlt. Man kann tatsächlich nach Stresshormonen süchtig werden, wenn man über lange Zeit hinweg hohe Level davon gewohnt war.

Jedes Signal an unsere Zellen verändert in Echtzeit unser Genom und die Genfunktion. Signale sind alles: Gedanken, Emotionen, das, was wir über den Magen oder all unsere Sinne zu uns nehmen. Veränderung beginnt damit, dass wir unseren Zellen neue Signale senden. Signale der Kohärenz, des Glücks, positiver Gedanken und Emotionen. Die Genexpression wird sofort darauf reagieren, unsere Zellen fangen an, neue, andere Proteine zu produzieren – unser Organismus macht im gleichen Augenblick eine neue Erfahrung, auch wenn sie anfangs vielleicht nur Sekundenbruchteile andauern mag. Mit der Zeit überschreiben neue, positive Erfahrungen die alten, die in unserer 'Erinnerungsdatenbank' des limbischen Systems gespeichert sind. Veränderung wird so zu einer neuen Gewohnheit. Sobald unser Organismus seine Ressourcen nicht mehr nur fürs Überleben einsetzt, ist Raum und Energie da für Wachstum. Für mehr Leichtigkeit, für Dinge, von denen wir vielleicht noch nicht einmal zu träumen wagten.

In immer denselben alten Bahnen zu denken macht krank. Bewusste, positive Gedanken sind jedoch auch das Werkzeug, um unsere Einstellungen und Verhaltensweisen zu verändern; wenn diese zur Gewohnheit geworden sind, haben wir *automatisch* ein neues, besseres Leben jenseits der Notfallzone. So einfach können wir aus YLL (verlorenen Lebensjahren) einen neuen Faktor schaffen: YLG/ years of life gained, gewonnene Lebensjahre – sichtbar gemacht im HRV-Scan als verringertes biologisches Alter. Jahre des Lachens, des Liebens, Genießens und der Freude, für uns und die Menschen in unserer Umgebung.
Willkommen in der Heilungszone.

8. Anhang: Wie Krankheiten entstehen

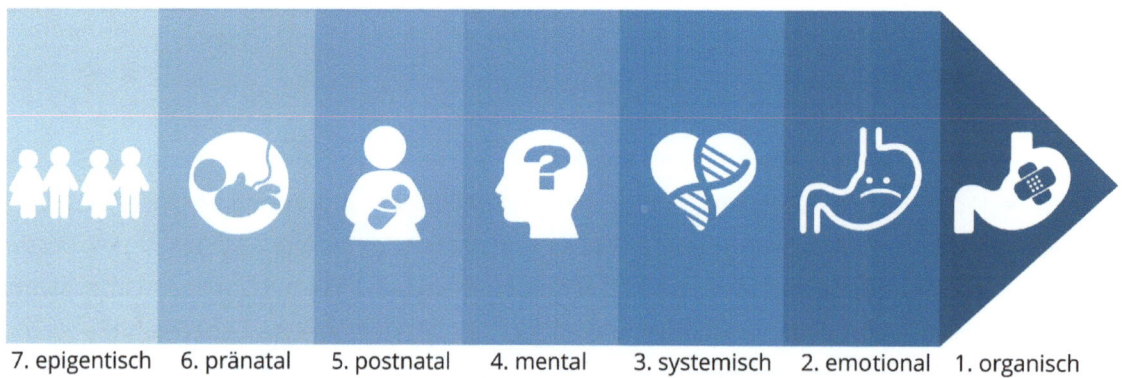

7. epigentisch   6. pränatal   5. postnatal   4. mental   3. systemisch   2. emotional   1. organisch

Gesundheit ist kein Zufall, Krankheit ist kein Schicksal. Einen Teil der Faktoren, die unsere Gesundheit betreffen, können wir nicht kontrollieren, z. B. die pränatalen (vorgeburtlichen) Prägungen (s. u.). Umso wichtiger ist es, das Ausmaß zu verstehen, in dem wir selbst täglich zu unserer Gesundheit beitragen können, mit Gedanken und Handlungen.

1. Körperliche Ebene

Organische Symptome entstehen nicht zufällig. Sie haben eine lange Vorgeschichte, die aus vielen Einflussfaktoren besteht. Viele dieser Einflussfaktoren können wir heute noch aktiv beeinflussen und gegensteuern. Symptome bedeuten, dass unser System aus der Balance geraten ist. Eine Erkrankung ist ein Hinweis darauf, dass Handlungsbedarf besteht. Die Botschaft lautet: Du steuerst in die falsche Richtung (nämlich die Notfallzone statt die Heilungszone).

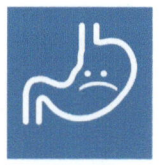

2. Emotionale Ebene

In der östlichen Tradition, wie z. B. der Traditionellen Chinesischen Medizin (TCM), wird nicht zwischen Körper und Geist oder Seele unterschieden. Körper,

Einstellung, Lebensweise und Emotionen werden zusammen betrachtet. Jedem Organ wird eine bestimmte Emotion zugeordnet, die es schwächt. Der Magen und die Milz sind mit Sorgen verbunden, Niere und Blase mit Angst, Galle und Leber mit Wut usw. Wenn ein Mensch also Magensymptome entwickeln sollte, ist dies immer auch ein Ausdruck der emotionalen Ebene. Magenmedikamente helfen vielleicht, die Symptome zu lindern, aber ändern nichts an den Sorgen. In der TCM werden die Emotionen als die *Ursache* der körperlichen Probleme betrachtet.

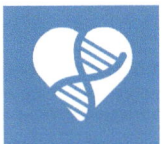

3. Systemische Ebene: Stressreaktion

Wie wir gesehen haben, raubt Stress Energie und Ressourcen und katapultiert uns in die Notfallzone. Je höher das aktuelle Stresslevel ist, und je länger dieser Zustand schon andauert, desto weniger Ressourcen stehen unserem Organismus zur Verfügung, um wieder in den Ausgleich, die Homöostase zu kommen. Dies ist ein Faktor, der bei Prävention und Therapie mit einbezogen werden muss.

4. Mentale Ebene: Einstellung

Nicht nur die östliche Medizin, sondern auch die Epigenetiker werten die Einstellung als enorm wichtigen Faktor. Denken Sie an Antonovskys Verstehbarkeit, Handhabbarkeit und Bedeutsamkeit. Alle haben etwas mit Einstellung zu tun. Oder an Jill Bolte Taylors 90 Sekunden. Es liegt an uns und unserer Einstellung, ob wir "unseren" Stress füttern und verstärken, oder unsere mentalen Möglichkeiten einsetzen, um den Stressor möglichst gelassen zu betrachten und anschließend Strategien zu entwickeln, um die Situation stressfrei in den Griff zu bekommen.

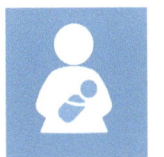

5. Postnatale Ebene: Stressprägung

Die Mäuse- und Rattenversuche hatten allerdings gezeigt, dass ein Teil unserer Stressreaktion bereits kurz nach unserer Geburt festgelegt wird. Haben wir in unserer frühen Kindheit ausreichend Liebe, Schutz und Geborgenheit erfahren, haben wir für den Rest unseres Lebens ein "dickeres Fell" mitbekommen: Unsere Zellrezeptoren reagieren erst auf höhere Mengen an Stresshormonen und der Kampf- und Flucht-Mechanismus springt nicht bei jeder Kleinigkeit an. Je "dünnhäutiger" wir sind, desto wichtiger ist es, zu lernen, gut mit Stress umzugehen.

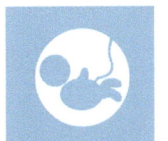

6. Pränatale Ebene: mütterliche "Programmierung"

Die Wissenschaft der Epigenetik hat gezeigt, dass unsere "Stressprogrammierung" bereits vor unserer Geburt beginnt. Im Mutterleib sind wir an den Blutkreislauf unserer Mutter angeschlossen. Hat sie starke Emotionen, fließt ein entsprechender Hormoncocktail durch ihr Blut, erreicht dieser auch das ungeborene Baby, und es erlebt diese Emotionen fast ungefiltert mit. Untersuchungen haben bewiesen, dass dies sogar die körperliche Entwicklung des Kindes während der Schwangerschaft beeinflusst. Babys, deren Mütter viel Angst und Stress ausgesetzt waren, kommen schon im "Stressmodus" auf die Welt.

 ### 7. Langfristige epigenetische Ebene: Ahnen
Die Epigenetik hat zudem gezeigt, dass die Programmierungen unserer Genfunktion mehrere Generationen zurückreicht. Krankheitssymptome heute können mit Erlebnissen unserer Großväter oder Urgroßmütter zusammenhängen. Auch das können wir rückwirkend nicht mehr ändern (außer uns möglichst oft in die Heilungszone zu bringen). Umso wichtiger ist es aber, für jetzt und nachfolgende Generationen eine gesunde, glückliche und positive Umwelt zu schaffen.

All diese Faktoren tragen unmittelbar zu unserem heutigen Gesundheitszustand bei. *Krankheit kann deshalb nicht mehr als ein rein lokales Phänomen verstanden werden*; nicht ein Organ erkrankt, sondern viele, über Jahre aufsummierte Faktoren haben dazu beigetragen, dass ein Körper aus der Balance gerät und als Botschaft Symptome zu zeigen beginnt. Positive Faktoren und Stressreduktion, z. B. durch die beschriebenen Entspannungsübungen können den Organismus in seinem natürlichen Bestreben nach Homöostase bzw. Selbstregulation unterstützen. Gesundheit beginnt nicht beim Arzt, sondern in unserem eigenen Kopf – und Herzen.

9. Auf einen Blick

(für die linke Gehirnhälfte)

Die WHO bezeichnet Stress als *die Gesundheitsgefahr des 21. Jahrhunderts* und führt 70 Prozent (andere Quellen 90 bis 95 Prozent) aller Erkrankungen *ursächlich* auf Stress zurück. Dies bedeutet im Umkehrschluss: Bis zu 95 Prozent aller Krankheiten wären vermeidbar, wenn wir besser mit Stress umzugehen lernen würden.

Im Hunzatal ist die Lebenserwartung in den letzten 40 Jahren um 40 Jahre gesunken; in ähnlicher Form gilt das auch für uns. Die Hunza gehen davon aus, dass Stress die Ursache dafür ist. Stress gilt als ein entscheidender Faktor für de Entstehung zahlreicher Krankheiten wie Krebs, Diabetes, Alzheimer, Bluthochdruck, Herz-Kreislauferkrankungen, Depressionen, Verdauungsstörungen, Schlaflosigkeit, Schlaganfälle, Allergien, chronische Müdigkeit, Unfruchtbarkeit, Impotenz, Asthma, Hormonstörungen uvm.
Epigenetische Umprogrammierungen der Genexpression "übersetzen" Stress in funktionelle Störungen und Krankheiten.

Bei Stress schaltet unser Organismus auf einen Notfallmodus um (Kampf-oder-Flucht-Reaktion), dies bringt uns sofort in die "Notfallzone". Wichtige Systeme wie Immun- und Verdauungssystem sowie Reparatur- und Heilungsprozesse werden als auf das Überleben ausgerichtetes Ressourcen-Sparprogramm heruntergefahren, während gleichzeitig der Energie- und Ressourcenverbrauch deutlich ansteigen. Die Homöostase aufrechtzuerhalten, wird immer schwerer.

Auf Zellebene docken Stresshormone an den Zellrezeptoren an. Auch negative Gedanken landen in Form eines den Emotionen entsprechenden Hormoncocktails als Information bei den Zellen. Von der Zellmembran werden diese Signale an die DNS weitergegeben und verändern die Genschalter bzw. beeinflussen die Genexpression. Dadurch werden andere Proteine/ Eiweißmoleküle produziert, und unsere Körperbiologie verändert sich. Genabschnitte, die Gesundheit unterstützen sollen, werden abgeschaltet, Genabschnitte, die Krankheiten verursachen oder verstärken, werden angeschaltet. Positive Gedanken und Emotionen können diesen Prozess jedoch verhindern bzw. wieder umkehren.

Der mind-over-matter-Effekt ist die Schnittstelle für Veränderungen. Solange wir unsere Gedanken im Automatikmodus negative Emotionen produzieren lassen, steuern wir weiter in Richtung Notfallzone und Krankheit. Die Epigenetik hat bewiesen, dass unsere Lebensweise, unsere Einstellungen, unsere Beziehungen, unsere Emotionen etc. einen Einfluss auf unsere Genfunktion und damit unsere Gesundheit haben. Wir können unsere Gedanken auch wie 'mentales Vitamin C' verwenden und in eine positive Richtung steuern.

Antonovskys Konzept der "Salutogenese" liefert, ebenso wie die HRV-Auswertungen, das entscheidende Stichwort: Kohärenz. Es zeigt damit aber auch, wie direkt wir mit unserer Lebensweise zu Krankheiten beitragen. Gesundheit kann nicht "outgesourced" werden. Wir sind selbst für uns verantwortlich.

Kohärenz kann man durch Meditation, durch ein glückliches Leben, aber auch durch die Synchronisierung von Herz und Atmung innerhalb von wenigen Atemzügen erreichen. Sie haben jetzt den Schlüssel zur Heilungszone in der Hand und können viele Jahre glücklichen Lebens dazugewinnen.

(für die rechte Gehirnhälfte)

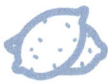

Norman Cousins hat erkannt, dass Stress und eine negative Einstellung zu seiner Krankheit geführt haben und hat sich "mit Vitamin C und hohen Dosen Marx-Brothers-Filmen geheilt".

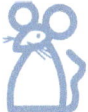

Ratten- und Mäuseversuche haben gezeigt, dass mehr Nähe und Fürsorge unsere Stressempfindlichkeit für den Rest unseres Lebens regulieren.

Zahlreiche Untersuchungen haben bewiesen, dass Umweltsignale aus Faktoren wie Ernährung, Missbrauch von "Genussmitteln" wie Zigaretten und Alkohol, aber auch Emotionen, Beziehungen und Schulbildung unsere Genfunktion über epigenetische Programmierungen verändern.

"Genschalter" funktionieren eher wie Dimmer: Umgebungsreize und -signale regulieren die Genexpression hoch und runter.

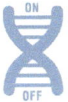

So können Genabschnitte an- oder ausgeschaltet werden, welche die Entstehung von Krankheiten begünstigen - oder verhindern. Im Gegensatz zu genetischen Veränderungen (Genmutationen) sind epigenetische Genveränderungen oft reversibel - durch eine entsprechende Lebensweise.

Antonovsky hat mit seinem Modell der "Salutogenese" einen Weg aufgezeigt, wie wir lernen können, gesünder zu werden. Zentrale Elemente dabei sind Verstehbarkeit, Handhabbarkeit und Bedeutsamkeit von Stress auslösenden Situationen.

95 Prozent unserer Gedanken sind negativ und rufen negative Emotionen hervor. Mit unseren Gedanken können wir unsere Einstellungen und Handlungsweisen kontrollieren, und unsere Emotionen.

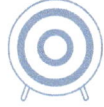

Einen entscheidenden Faktor spielt dabei die Kohärenz, welche die innere Balance und die Homöostase fördert.

Jill Bolte Taylor gibt uns den Hinweis, dass negative Emotionen nach 90 Sekunden wieder abgebaut sind, wenn wir sie nicht "füttern" - und uns dann nicht mehr schaden können.

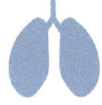

Stress versetzt uns in den Notfallmodus und Dauerstress bringt uns in die "Überlebenszone" mit hohem Energieverbrauch und Abschaltung wichtiger Systeme. Mit ein paar Atemzügen können wir den Parasympathikus anschalten und uns in die Heilungszone beamen.

Liebe, Freude, Glück und Dankbarkeit sind die Schlüssel für ein Leben innerhalb der Heilungszone.

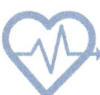

"Folge Deinem Herzen" ist die wichtigste Botschaft aus der Auswertung Hunderter von HRV-Messungen. Je mehr ein Mensch aus seinem Herzen heraus lebt, desto höher ist die Kohärenz in seine Organismus und desto besser ist seine gesundheitliche Verfassung.

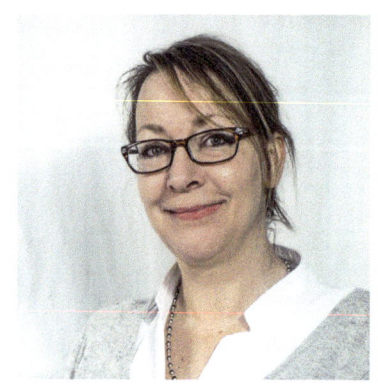

Katrin Klink

ist Autorin diverser Bücher und Publikationen. Mehrere Jahre lang hat sie in Deutschland und Holland Akademien für energiemedizinische Geräte aufgebaut und geleitet sowie gerätebasierte Anwendungs- und Coachingkonzepte entwickelt und geschult. Schwerpunkt ihrer Arbeit ist die ganzheitliche Interpretation komplexer Scandaten auf fraktaler Basis sowie der *mind-over-matter*-Effekt.
Katrin Klink ist u. a. Dozentin für die Nilas MV HRV-Technologie und erforscht weitere Einsatzbereiche und Anwendungsmöglichkeiten rund um die Herzratenvariabilität; sie lebt und arbeitet in Köln.